APOSTOLAT DES MÉDECINS.

Nous avons fait examiner l'opuscule qui a pour titre : *L'Apostolat des Médecins*, par Monsieur N. S. Boivin. D'après le rapport qui nous a été fait par l'ecclésiastique chargé de ce soin, cet opuscule se recommande par le sentiment chrétien, qui en a inspiré la pensée et qui s'y manifeste à chaque page. Il est irréprochable au point de vue de la doctrine et des mœurs, et parait très-propre à seconder la belle œuvre de la Propagation de la Foi. La lecture en sera utile non-seulement aux Médecins, mais encore à toutes les personnes qui s'occupent des œuvres de zèle et de dévouement.

Beauvais, le 1er mai 1875.

JOSEPH-ARMAND,

Evêque de Beauvais, Noyon et Senlis.

APOSTOLAT

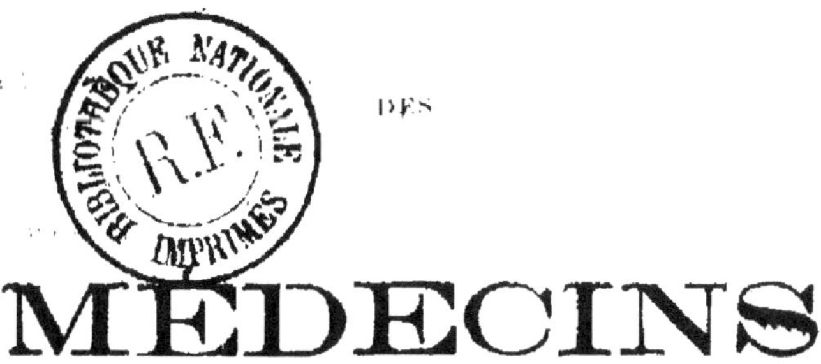

DES

MÉDECINS

par N. S. B.

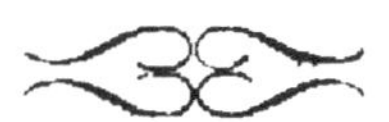

BEAUVAIS,

Imprimerie D. PÈRE, rue Saint-Jean.

—

1875.

APOSTOLAT DES MÉDECINS.

Comment ils peuvent contribuer à la régénération
des peuples chrétiens et à la conversion
des peuples infidèles.

SOMMAIRE.

Tout chrétien peut et doit être apôtre; le médecin mieux que d'autres; à quelles conditions son apostolat peut être fructueux. Pourquoi de nos jours si peu de médecins exercent cet apostolat. — Caractère religieux de la médecine dans l'antiquité, chez les Grecs, chez les Romains, chez les Hébreux, chez les chrétiens; chez les Arabes, après la chute de l'empire romain d'occident; chez les chrétiens au Moyen-Age. — Mention des médecins les plus illustres par leur science et leur piété, depuis ij

la Renaissance jusqu'à nos jours. M. Récamier,
son zèle apostolique à l'égard de ses clients.
Bien immense que peuvent faire les médecins,
en suivant son exemple; motifs qui les y
obligent; comment il seconderaient ainsi le
ministère pastoral et contribueraient à la
régénération des peuples chrétiens. — Comment ils peuvent seconder aussi les missionnaires et contribuer à la conversion des
peuples infidèles. Ce qu'a fait le docteur
Allard, en Bulgarie; le bienheureux Martin de
Porrès en Amérique. — Ce que font les
missionnaires de nos jours en Afrique, en
Chine. — Comment en soulageant et en guérissant les corps, ils préparent la voie à la
conversion et au salut des âmes. — Appel
aux infirmiers et aux médecins d'Europe pour
seconder les missionnaires et former des
médecins indigènes. — Les grands services
que les catéchistes de la Cochinchine ont rendus aux missionnaires en exerçant la médecine,
il importe de suivre leur exemple, en fondant
des écoles catholiques de médecine, dans les
pays infidèles; elles ne peuvent être fondées
qu'à l'aide de la générosité des catholiques
d'Europe, et en particulier, des médecins
opulents. — Excellence et grandeur du zèle
apostolique. — L'incomparable bonheur qui
en sera la récompense. — Ce bonheur sera le
partage des médecins qui, dans l'exercice de
leur profession, se seront fait les apôtres de
leurs semblables. Résumé et conclusion.

———

Notes et suppléments.

Traité sur les devoirs des médecins envers leurs
malades, par Luisino, médecin de Venise. —
Ce que doit être le médecin chrétien: sa
grande influence dans les campagnes; comment il peut combattre l'impiété, l'athéisme,
y seconder ainsi le ministère pastoral. Exemple
de l'illustre docteur Haller. — Notes sur les
lettres de M. Evariste, docteur à Marseille; sur
le *Médecin* consolateur, par M. Valentin,
docteur à Paris. Comment le docteur Allard
mit au service de la foi les ressources de sa
profession. Son projet *d'apostolat laïque* avec
son ami Paul Regnier, pour la conversion des
jeunes gens. — Nécessité de fonder des écoles
catholiques de médecine dans les Échelles du
Levant et d'autres grands centres de l'Orient,
pour y neutraliser l'invasion protestante.
Comment, à cet égard, les missionnaires sont
puissamment secondés par les maîtres d'école
indigènes; ils le seraient plus encore, si ces
maîtres étaient plus nombreux, et, en outre,

initiés à l'art de guérir. — Pénurie de médecins
en Grèce; ce qu'il en résulte: le bien que
pourraient y faire de nombreux médecins
catholiques; l'apostolat qu'ils pourraient exercer parmi les Grecs de la Turquie et ceux des
colonies. — Comment ils pourraient les
ramener à l'unité catholique, ainsi que les
schismatiques de Russie: et en même temps,
combattre l'incrédulité, le protestantisme et
l'esprit révolutionnaire qui envahissent les
chrétientés orientales. — Comment ils pourraient utilement seconder les missionnaires
dans les pays protestants de l'ancien et du
Nouveau-Monde, notamment en Angleterre,
et contribuer ainsi au retour du nom catholique à l'unité.

AVERTISSEMENT.

D'autres écrits ont été publiés dans le
même but que cette étude. Ce qui distingue
celle-ci, c'est la grande part qu'elle fait à
l'œuvre de la Propagation de la Foi. Ainsi, ce
sont les missionnaires eux-mêmes, qui
parlent dans presque toutes les pages rela-
tives au concours que les médecins peuvent
et doivent leur prêter pour la conversion des
peuples infidèles. D'illustres médecins parlent
aussi eux-mêmes, dans d'autres pages con-
cernant la dignité et les devoirs de leur
honorable profession. C'est donc à eux,
ainsi qu'à des missionnaires que revient le
principal intérêt, le premier mérite de cette
étude. La part qui reste à l'auteur, c'est

d'avoir essayé de mettre en relief l'importance et l'utilité de l'*Apostolat des Médecins* pour préparer les voies aux pasteurs des âmes et les aider à régénérer les peuples chrétiens, à ramener les schismatiques et les protestants à l'unité catholique et convertir les peuples infidèles.

Ainsi donc, cette étude éditée en petit format, convient : aux médecins croyant et pratiquant, qui la mettront à profit, sinon pour eux-mêmes, du moins pour ceux de leurs confrères qui laissent à désirer comme chrétiens ; aux membres des sociétés de Saint-Vincent de Paul, de Saint-François-Xavier et de Saint-François de Sales ; aux jeunes gens qui ont reçu une haute éducation intellectuelle, et qui ont conservé des goûts studieux ; aux hommes d'un âge mur et réfléchi, qui ne cherchent point dans un livre ce qui n'est propre qu'à flatter l'imagination, mais qui ont le goût des choses et des lectures sérieuses ; à tous les bons chrétiens des villes et des campagnes, qui par leur intelligence et leur savoir, ont de l'influence sur leurs compatriotes. Tous sauront bien utiliser cet opuscule dans leurs rapports avec les infirmes, les valides même, et surtout avec les médecins incrédules ou indifférents. C'est par leur intermédiaire que ceux-ci pourront le lire et le connaître. Enfin, ils se feront tous un devoir et un bonheur de le propager, de concert avec les prêtres et les missionnaires, dans le but de faciliter la régénération des peuples chrétiens et la conversion des peuples infidèles. Il y a donc une utilité réelle à publier cet *Apostolat des Médecins*. Et d'ailleurs, les circonstances actuelles en font un devoir impérieux et pressant. Voici ce qu'on lisait tout récemment dans le n° 80 (janvier 1874) du *Bulletin de l'Œuvre des Ecoles d'Orient* : « Plus les temps sont calamiteux, plus il importe d'apaiser par la charité, la justice de Dieu et d'attirer sa miséricorde. En agissant ainsi, nous nous conformons aux recommandations bien souvent renouvelées de Notre-Saint-Père le Pape. Dans ces fréquentes et admirables allocutions dont il a le secret, il insiste particulièrement, depuis quelque temps surtout, sur la nécessité des bonnes œuvres. Ce n'est pas seulement dans sa pensée, l'accomplissement de cette grande loi de charité qui est l'essence même du christianisme, mais il y voit l'apaisement de la colère divine, la fin de nos maux, la source de notre régénération sociale.

Ecoutez ce qu'il disait le 8 décembre dernier, fête de l'Immaculée Conception :

« La prière sans les œuvres n'est pas
» bonne, et demeure inefficace. Voilà la
» raison pour laquelle il y a tant de maux
» en Europe. Demander et ne pas agir,
» implorer des secours d'en haut et ne rien
» faire de ce qui plait à Dieu, est une contra-
» diction; on ne peut pas en attendre le
» succès désiré. Je vois qu'en plusieurs lieux
» et dans un grand nombre de royaumes, on
» met sa confiance seulement dans les prières,
» et l'on attend d'elles seules la fin des
» maux. On se demande partout, avec un
» sentiment d'inquiétude, quand verrons-
» nous finir les jours de la tribulation ?
» Quand? Je vais vous le dire : lorsqu'aux
» démonstrations de piété qui se font dans
» Eglises répondront les œuvres accomplies
» au dehors.

» Or, parmi les bonnes œuvres, il n'y en
» a pas de plus efficaces et de plus agréables
» à Dieu que les œuvres de propagation
» catholique, puisqu'elles répondent direc-
» tement aux besoins des âmes. »

Il importe donc de donner un nouvel essor à ces œuvres, de les étendre et de les multiplier : tel est précisément le but de l'*Apostolat des Médecins.*

Ce sujet, déjà intéressant par lui-même, devient donc, par les circonstances, plus intéressant encore ; et aujourd'hui plus que jamais, il est nécessaire de le publier dans le but d'inspirer et de multiplier, non seulement parmi les médecins, mais aussi parmi les bons chrétiens, des actes de charité, de zèle et de dévouement pour la gloire de Dieu et le salut des âmes, car c'est là un des meilleurs moyens de faire contre-poids à tant d'iniquités qui provoquent les vengeances de la justice divine.

APOSTOLAT DES MÉDECINS.

Extrait d'un ouvrage inédit qui a pour titre :

De l'Action des Laïques dans la Restauration religieuse et morale de la Société ;

Par quels moyens ils peuvent et doivent y concourir avec le ministère ecclésiastique.

Dans cet ouvrage, on a essayé de démontrer d'après le sentiment et la raison, d'après l'autorité des Livres-Saints, des Pères de l'Eglise et des écrivains catholiques, comment et jusqu'à quel point les laïques peuvent et doivent contribuer à la conversion de leurs frères, venir ainsi en aide au ministère ecclésiastique, suppléer à ce qu'il ne peut faire par lui-même.

Parmi les autorités qu'on a citées à ce sujet, il suffit de reproduire ici celles qui suivent :

Voici ce que dit Saint-Augustin : (Cité de Dieu, livre 1ᵉʳ.)

« Quoique étranger au saint ministère, le fidèle n'est pas entièrement exempt de faute, qui, voyant beaucoup à reprendre dans ceux qui lui sont unis par le lien social, leur épargne l'avertissement ou le blâme, de peur que leur ressentiment ne l'inquiète dans ces biens dont il fait un légitime usage, mais avec une complaisance illégitime. »

Dans le chapitre des Esprits forts de La Bruyère, nous lisons ce qui suit : « Il n'est pas donné à tous de monter en chaire et d'y distribuer, en missionnaire ou en catéchiste, la parole sainte ; mais qui n'a pas quelque fois sous sa main un libertin à réduire et à ramener, par de douces et insinuantes conversations à la docilité ? Quand on ne serait pendant sa vie que l'apôtre d'un seul homme, ce ne serait pas être en vain sur la terre, ni lui être un fardeau inutile. »

Le Révérend Père Lacordaire termine ainsi sa première *Lettre à un Jeune Homme* sur la vie chrétienne : (1858)

« Il vous faut combattre et convaincre ; combattre pour demeurer fidèle, convaincre pour transmettre à d'autres la vie qui vous fut donnée ; comme il n'y a pas de chrétien sans amour, il n'y a pas de chrétien sans prosélytisme, et ce que je vous demande avant tout dès aujourd'hui, c'est d'embrasser le monde dans votre ambition ; jamais vous ne croirez assez pour vous, si vous ne croyez pas pour les autres. Ne dites pas : je veux me sauver, dites-vous : je veux sauver le monde, c'est là le seul horizon digne d'un chrétien, parce que c'est l'horizon de la charité. »

Il est évident, d'après ces témoignages, que si les laïques ne sont pas aussi strictement obligés que les ecclésiastiques, à s'employer à la conversion et au salut de leurs frères, il n'en sont pas pour cela entièrement dispensés. Chacun d'eux, au contraire, peut et doit y coopérer selon la mesure de ses forces et des grâces qu'il a reçues. Ceux-là surtout le peuvent mieux que d'autres, qui, par leur position sociale, par leurs talents et leurs vertus, exercent de l'influence sur leurs semblables.

Parmi ceux dont l'influence pourrait être ainsi puissante et féconde en fruits de conversion et de salut, il en est qui exercent une profession aussi honorable qu'elle est utile et nécessaire, une profession qui les met en rapports intimes avec beaucoup de personnes, dans les campagnes comme dans les villes, qui leur attire la confiance publique, et leur donne ainsi la plus grande influence; ce sont les médecins.

Or, cette influence qu'ils exercent sur ceux qui les appellent et qui sont obligés de leur confier ce qu'ils ont du plus cher, leur santé et leur vie, ne pourraient-ils pas la rendre morale et religieuse? Ne pourraient-ils pas, mieux que beaucoup d'autres, exercer par leur parole comme par leur exemple, une sorte d'apostolat, et, en s'appliquant à la guérison des corps, s'employer aussi à la guérison des âmes? Personne assurément, ne dira le contraire; mais pour cela, il faudrait des médecins qui fussent chrétiens sincères et pratiques, assez instruits des principales vérités de la foi, pour pouvoir, au besoin, les expliquer aux autres, et réfuter les objections qu'on leur oppose; il faudrait des hommes d'abnégation, de charité, de dévouement, aimant leurs semblables non-seulement pour ce monde, mais aussi pour le Ciel, ayant pour eux cette amitié qui est, comme dit l'Ecriture, un remède « de vie et d'immortalité. » (Eccl. C. VI. 16.)

Malheureusement, qui ne le sait! ils ne sont pas nombreux dans notre siècle! Sauf d'honorables exceptions, la plupart, pour ne pas dire la majorité des médecins, semblent méconnaître les véritables devoirs, la noblesse, la dignité et toute la responsabilité de leur profession ; la première, la plus honorable et la plus utile de toutes, après le sacerdoce.

Ce n'est pas à dire que tous en soient là au même degré ; non, il en est beaucoup parmi eux qui sont pleins d'honneur et de droiture dans l'exercice de leur profession, comme dans la vie privée ; ils sont sincèrement dévoués au soulagement des maux de l'humanité ; ils y apportent le soin le plus scrupuleux, mais ils ne font pas de même pour les misères spirituelles ; ils ne considèrent pas avec assez d'attention que le salut de l'âme doit être mis au-dessus de la santé du corps, ils s'abstiennent là-dessus de donner de sages conseils à leurs clients, de leur dire les vérités qui pourraient leur être salutaires. Les causes de cette abstention sont multiples et diverses; dans les uns, c'est l'indifférence ; dans les autres, le respect humain ou la peur déguisée sous les noms de modération, de prudence ou de ménagements à garder vis-à-vis des malades; mais en réalité, c'est la peur de leur déplaire et de se voir ainsi éloigner d'eux ; la peur encore de s'attirer le sourire moqueur d'un libertin ou d'un impie. — Voilà où en sont beaucoup de médecins qui ont cependant de l'honneur et de la conscience,

Il en est de même, disons-le en passant, de

beaucoup de bons chrétiens de diverses conditions sociales ; chez eux comme chez les médecins, c'est tantôt l'indifférence, tantôt le respect humain qui, à la vue des misères morales de leurs semblables, retient dans leur âme la vérité injustement captive.

Pour revenir aux médecins, il en est encore qui pour motiver leur silence, n'ont rien autre chose à dire : qu'ils ne doivent s'occuper que des maladies du corps et non de celles des âmes. Il est trop aisé de voir qu'un tel motif n'a rien de sérieux, puisque pour les médecins comme pour les autres laïques, il ne s'agit point de ce qui est de la compétence du ministère pastoral, mais qu'il ne s'agit que de lui préparer et de lui faciliter les voies.

Quoi qu'il en soit, ces médecins ne se préoccupent pas des intérêts spirituels de leurs malades. Il va sans dire que ces intérêts ne sont rien non plus pour ceux qui, dans l'exercice de leur art, n'ont point d'autre mobile que l'amour du gain, bien moins encore pour les matérialistes et les athées qui ne rougissent point d'être connus ou de passer pour tels.

Toutefois, on peut dire de plusieurs d'entre eux, qu'ils sont peut être moins coupables devant Dieu qu'ils le paraissent aux yeux des hommes, que leur indifférence ou leur incrédulité est moins leur faute que celle de leur siècle. Car qui ne sait, qui ne voit combien ce siècle a été et combien il est encore ravagé par l'incrédulité, le sensualisme ou le matérialisme? Qui ne sait aussi que, par la plus grossière erreur, l'incrédulité est regardée par ses adeptes comme la marque des esprits supérieurs? Or, l'enseignement de la médecine, pas plus que tout autre enseignement (donné en dehors des établissements catholiques), n'a été préservé de l'invasion des doctrines antichrétiennes, du matérialisme, de l'athéisme. C'est là ce qui a fait que beaucoup de jeunes gens bien nés et chrétiennement élevés, ont vu leur foi s'affaiblir et s'éteindre; que d'autres, sans l'avoir entièrement perdue, n'ont pas le courage de la manifester dans l'occasion; car plus d'une fois la peur ou le respect humain les a forcés, malgré leur conscience, de se mêler aux démonstrations bruyantes des jeunes coryphées de l'athéisme et du matérialisme. (1)

Dans tous les cas, la plus funeste conséquence de l'enseignement irréligieux de la médecine, c'est que la plupart des praticiens de

(1) Ces emeutes d'étudiants en médecine, à Paris et ailleurs. Toutefois, ce matérialisme médical qui marche la tête levée, n'est peut-être pas aussi convaincu qu'il veut le faire paraître; il est rarement de bonne foi.

nos jours sont descendus bien au-dessous des païens. L'exercice de leur art n'est pour eux qu'un métier lucratif, qu'un moyen d'arriver au bien être matériel. Sans doute, des esprits nobles et élevés, tout en préférant l'honneur à l'argent, peuvent bien tirer de leur profession une rémunération légitime. Ce ne sont pas eux qui méritent un blâme, mais ceux qui n'ont d'autre mobile que l'amour du lucre, et qui ne rougissent point de se flétrir par un vice si bas.

Or, ceux-là ne voient dans l'homme que des sens, qu'une matière organisée ; ils ne reconnaissent point dans la structure de son corps, l'empreinte et le sceau de l'intelligence divine ; il en est peut-être qui ressemblent à cet illustre médecin (1) de l'antiquité qui, après avoir fait une description détaillée des divers organes qui composent le corps humain, fut tellement ravi à la vue d'une si merveilleuse structure, qu'il termine en disant : « J'ai chanté le plus » bel hymne à la gloire de la Divinité. »

On ne s'étonnera pas de l'expression d'un sentiment si profondément religieux, si l'on se souvient que la médecine, de même que la philosophie, ne fut jamais séparée de la reli-

____

(1) Gallien.

gion dans la première antiquité , d'abord chez les Grecs et les Romains comme chez les Hébreux ; chez les Arabes ensuite , aussi bien que chez les Chrétiens , notamment dans les beaux âges de foi et même dans des temps plus rapprochés de nous. Il y a là des souvenirs et des exemples du plus haut intérêt , qu'il importe de rappeler en quelques mots , car l'exercice de la médecine comme celui de toute autre profession utile , doit se régler d'après les plus honorables précédents.

Ainsi donc , chez les Grecs d'abord , l'origine de la médecine fut religieuse (1) ; les temples d'Esculape furent les premiers hôpitaux et les prêtres les premiers médecins , exerçant au nom du Dieu lui-même , le bienfaisant ministère dont il était le patron. Selon la belle expression d'Hippocrate , ils étaient des philosophes divins. Le profond sentiment de leur dignité leur mérita non-seulement d'être les bienfaiteurs de leurs semblables, mais d'atteindre à la plus grande somme de vérité philosophique et de conserver les notions de la loi naturelle , en attendant la révélation chrétienne.

____

(1) Ce qui est dit ici est emprunté , par extrait et par analyse au docteur C. Allard. (Les Echelles du Levant) , à propos des souvenirs que rappelle l'île de Cos , qui fut le foyer du sacerdoce médical.

Cette union de la médecine grecque avec la religion, la rendit l'objet de la vénération populaire et l'éleva à la hauteur d'une grande fonction sociale. De là, l'autorité dont jouissaient les médecins dans la Grèce antique. Elus par la Cité et payés par elle, les médecins publics devaient leurs services gratuits à la société tout entière. Ménocrite, un des plus illustres d'entre eux, soignait avec un égal empressement les citoyens et les étrangers, les habitants de la ville et des faubourgs. Fonctionnaire de l'Etat, il n'avait aucun salaire des particuliers.

Née à l'ombre du sanctuaire, la médecine antique, en se sécularisant avec Hippocrate, prit dans les enseignements et dans la pratique de ce grand homme un caractère de loyauté scientifique et d'élévation morale qu'elle garda longtemps (1). Sans doute, les médecins grecs

---

(1) Le serment d'Hippocrate, à part quelques détails vieillis, peut passer encore aujourd'hui pour le Code véritable de la profession médicale.

En voici la substance : « Je jure d'être fidèle aux lois de l'honneur et de la probité dans l'exercice de la médecine, je donnerai mes soins gratuits à l'indigent, et n'exigerai jamais un salaire au-dessus de mon travail; admis dans l'intérieur des maisons, mes yeux ne verront pas ce qui s'y passe, ma langue taira les secrets qui me seront confiés, et mon état ne servira pas à corrompre les mœurs ni à favoriser le crime. Que les hommes m'accordent leur estime si je suis fidèle à

ne suivirent pas toujours les sages préceptes de leur maître, et plus d'un s'enrichit aux dépens de la morale. A Rome, le vieux Caton interdit formellement à son fils la fréquentation des médecins : *Interdixi tibi de medicis*. Toutefois, les médecins grecs ne ressemblaient pas tous à ceux que proscrivit l'austère censeur des mœurs romaines. Plus d'un, assurément, comprenait comme Ménocrite le devoir de sa profession, et se souvenait de ces belles paroles contenues dans le serment qu'il avait prêté au seuil de sa carrière :

« Je passerai ma vie et j'exercerai mon art dans l'innocence et la sainteté. »

Au reste, malgré la décadence qui a suivi de si beaux jours, il n'en est pas moins vrai que ce fut l'éternel honneur de la Grèce antique d'avoir imprimé à la pratique médicale le caractère de sainteté qui l'a immortalisée, et en

---

mes promesses! Que je sois couvert d'opprobres et méprisé de mes confrères si j'y manque !

« Ce serment, dit M. Allard, nous est resté comme expression de la haute dignité du médecin de son temps, et le jeune docteur qui, à Montpellier, le prononce encore, ne prend pas sans émotion un si grand engagement en de telles paroles, qu'une autre école médicale moderne a cru pouvoir supprimer sans danger. La dignité et la grandeur de la fonction est plus souvent qu'on ne pense la sauvegarde de la fermeté des âmes de ceux qui en sont revêtus. »

fait encore aujourd'hui comme un modèle idéal (1).

Ainsi que dans les écoles grecques , l'enseignement de la médecine fut profondément religieux dans les écoles romaines. Leurs maîtres, d'ailleurs, n'étaient que les élèves et les imitateurs des Grecs. Parmi ceux qui en sont sortis , apparaît au premier rang l'illustre Galien , dont les sentiments religieux ne différaient pas de ceux d'Hippocrate. On sait que son traité d'anatomie est une réponse sans réplique aux extravagances des épicuriens , des sceptiques et des athées de son temps. Ce traité est plus encore , c'est une hymne qu'il a composé à l'honneur du Créateur, et, à ce titre , préférable à des offrandes d'holocaustes et de parfums. En effet, quand on voit que, dans ce traité , il s'applique à faire connaître

----

(1) M. Allard. — « La solitude et le silence , ajoute-t-il , se sont fait autour de cette chaire antique (de l'école de Cos), parce que la grande voix qui la remplissait n'a pas voulu saluer le Dieu inconnu qui lui fut un jour révélé. La médecine cessa de chanter à sa manière les louanges de Dieu, et ne retrouva sur d'autres terres, de loin en loin, sa grandeur parmi les hommes que lorsqu'elle se fit la servante du Dieu au milieu de ceux qui souffrent. Toutes les fois qu'elle voulut s'élancer au-dessus de cette grande et humble mission, son orgueil n'a laissé que des ruines. Ainsi fut-il de Cos comme d'Athènes ; la science qui s'éloigne de Dieu ne mène qu'au néant.

combien est grande la sagesse du Créateur, combien est infinie sa puissance dans la composition admirable des parties (1) du corps humain, ajoutant qu'il y voit le témoignage le plus certain de son ineffable bonté, et la source d'éternelles actions de grâces que nous devons lui offrir pour toutes ses faveurs. On peut bien dire que s'il eût été chrétien, il ne se fût pas exprimé en termes plus orthodoxes.

Sans doute, chez les Romains comme chez les Grecs, il y eut un certain nombre de médecins qui n'imitèrent pas en tout Hippocrate et Galien ; il y en eut même qui furent ignorants, téméraires ou sans conscience, et qui méritèrent ainsi que Pline les signalât comme des fléaux en disant : « Il n'y a aucune loi qui » punisse leur ignorance capitale, aucun » exemple de vengeance, ils s'instruisent à nos » risques, et ils tuent pour faire des expé- » riences : il n'y a que la médecine qui puisse » tuer l'homme impunément. »

Toutefois, à part ces fâcheuses et bien regrettables exceptions, si nombreuses qu'elles aient pu être, il n'en est pas moins vrai que, même chez des peuples qui ne connaissaient

---

(1) Les plus illustres anatomistes, ainsi que Galien, ont puisé dans l'étude même du corps humain les plus douces croyances et les plus nobles sentiments.

pas le vrai Dieu, il y eut dans l'étude et la pratique de la médecine un caractère religieux et une élévation morale qu'on ne saurait assez admirer et qui font honneur à la civilisation antique. Il y a donc là pour les médecins chrétiens eux-mêmes de bons exemples à suivre, de grandes leçons à prendre.

Mais ils ont plus et mieux encore, ils ont les enseignements divinement inspirés des Livres-Saints. Il leur importe donc d'avoir sans cesse présente à l'esprit les paroles suivantes du 38° chapitre de l'Ecclésiaste : Honorez le médecin à cause de la nécessité que vous en avez, et aussi, parce que c'est le Très-Haut qui l'a créé, car toute médecine vient de Dieu, et elle recevra des présents du roi qui en reconnaîtra la vertu.

La science du médecin l'élèvera en honneur, et il sera loué devant les grands ; c'est le Très-Haut qui a produit de la terre tout ce qui guérit, et l'homme sage n'en aura pas d'éloignement, mais il s'en servira dans le besoin. Dieu a fait connaître aux hommes la vertu des plantes afin qu'ils l'honorassent dans ses merveilles. Le médecin s'en sert pour apaiser leurs douleurs et les guérir, car la paix et la bénédiction de Dieu s'étend sur toute la terre.

« Mon fils, ne vous méprisez donc pas vousmême dans votre infirmité, ne négligez pas

d'employer les remèdes qu'il vous a donnés ;
n'y mettez pas néanmoins toute votre confiance,
mais priez le Seigneur, et lui-même vous guérira par leur moyen. Détournez-vous aussi du
péché, redressez vos mains et purifiez votre
cœur de toutes ses fautes, elles sont la cause
la plus ordinaire des maladies. Offrez à Dieu
pour les expier un sacrifice qui lui soit agréable,
des dons choisis dans la meilleure partie de
vos biens, après ces actes de piété, donnez-
vous au médecin, appelez-le pour vous traiter,
car c'est le Seigneur qui l'a créé. Qu'il ne vous
quitte donc point, parce que son art vous est
nécessaire, puisque le temps est venu où vous
devez tomber entre les mains du médecin, et
recouvrer la santé par leur ministère. Et alors,
ils prieront eux-mêmes le Seigneur, afin qu'à
cause de leur bonne vie, il les conduise dans
l'application de leurs remèdes, et qu'il les fasse
heureusement servir au soulagement de vous-
mêmes et à la santé qu'ils vous veulent procurer.

Mais, voulez-vous vous passer de médecins? Ne péchez point, car l'homme qui pèche
aux yeux de Celui qui l'a créé, tombera entre
les mains du médecin ; le Seigneur lui enverra
des maladies pour le punir de son iniquité (1).

______

(1) Traduction de Carrière.

C'est ainsi que, bien avant les Grecs, qui, du reste, ont été sans doute instruits sur ce sujet par les Juifs que la captivité avait dispersés parmi eux; c'est ainsi que les Livres-Saints ont révélé aux hommes l'origine divine de l'art de guérir, et par conséquent, la dignité et la grandeur de la profession médicale, aussi bien que son utilité et sa nécessité, l'honneur et l'estime qui sont dus aux médecins, la confiance qu'il faut avoir en eux, ainsi que dans les remèdes qu'ils emploient, puisque c'est encore le Très-Haut qui produit de la terre tout ce qui guérit.

Les malades, toutefois, ajoutent les Livres-Saints, ne doivent pas y mettre exclusivement leur confiance, comme fit le roi Asa, à qui il est reproché dans les Paralipomènes, « de « n'avoir pas assez recouru à Dieu dans la « maladie, mais de s'être trop confié à l'art « des médecins (1). » Par conséquent, les malades doivent avant tout, par dessus tout, invoquer Dieu, se détourner du péché qui est la cause la plus ordinaire de la maladie, offrir des présents au Seigneur, en expiation de leurs fautes, puis, appeler les médecins et employer les remèdes.

---

1) Nec in infirmitate sua quæsivit Dominum, sed magis in arte medicorum confisus est. (Paralip. liv. II, ch. XVI, 12.)

Les médecins aussi, en indiquant et en appliquant ces remèdes, doivent être dans les mêmes dispositions que les malades. Oui, il est de leur intérêt, comme de leur devoir d'être irréprochable devant Dieu, comme devant les hommes. Il leur importe surtout d'être des hommes sincèrement religieux, honorant Dieu dans ses merveilles, et reconnaissant que l'honneur même qu'ils reçoivent des hommes qu'ils ont soulagés ou guéris, doit se rapporter à Dieu, comme à la première cause qui imprime dans les remèdes toute la vertu qu'ils ont de guérir, et qui leur donne à eux-mêmes sa lumière, afin qu'ils puissent la diversifier utilement, selon la différence ou la disposition des malades, ou de la nature et des diverses causes de leurs maladies.

Sans doute, le plus grand nombre des médecins, chez les Hébreux, durent se conformer à ces préceptes des Livres-Saints.

C'est surtout aux médecins chrétiens qu'il importe d'y être fidèles et de suivre, à cet égard, l'exemple de saint Côme, de saint Damien, de saint Pantaléon et d'autres encore qui furent de grands médecins par leur foi, leur charité et leur sainteté, autant et même plus que par leur savoir et leur génie. Il est vrai que, plus d'une fois, il fut donné à ces grands saints d'user des forces de la puissance divine, et de guérir miraculeusement des infirmités en présence desquelles les meilleurs remèdes comme les plus savants, les plus habiles médecins seraient demeurés impuissants. C'est par ces guérisons miraculeuses qu'ils convertissaient au vrai Dieu un grand nombre de païens, car il fallait des miracles dans les premiers temps de la prédication évangélique, afin de prouver au monde la divinité du christianisme. Mais ensuite, il va sans dire que les médecins ne devaient plus, ne doivent pas habituellement compter sur ces prodiges de la puissance divine. Si donc, il ne doit pas être donné à tous d'opérer des guérisons miraculeuses, comme faisaient les grands Saints dont ont vient de rappeler la mémoire, ils peuvent tous du moins avoir la même foi, la même piété, la même charité et le même dévouement; et mériter ainsi la même récompense. Ils peuvent et doivent surtout se mettre en mesure d'éviter devant Dieu et devant les hommes, le reproche d'avoir occasionné par leur négligence ou autrement, la mort prématurée d'un homme utile à la société, nécessaire à sa famille. Leur responsabilité est grande alors; mais elle est bien plus terrible encore lorsque, par leur faute, la mort vient saisir à l'improviste de grands coupables et les précipiter dans le plus grand de tous les mal-

heurs, dans le malheur irréparable de paraître
devant Dieu avec une âme chargée et souillée de
crimes. Or, des médecins vraiment chrétiens
ne négligeront rien pour préserver leurs clients
d'un pareil malheur. Comme ils savent comprendre l'importance suprême du salut des
âmes, ils auront soin de les avertir à temps,
non plus seulement de régler leurs intérêts
temporels, mais aussi et surtout de se réconcilier
avec Dieu avant de quitter ce monde pour un
monde meilleur. Et pour réussir dans cet
apostolat, ils n'oublieront jamais d'élever leur
esprit et leur cœur vers Dieu par la prière,
car s'ils ont besoin des lumières divines pour
saisir la véritable nature des maladies et leur
appliquer les remèdes convenables, ils en ont
besoin aussi pour savoir ce qu'il faut dire à
leurs clients dans l'intérêt de leur âme, et la
meilleure manière de le dire.

C'est avec ces dispositions que les médecins
chrétiens durent exercer leur art, dans les
premiers siècles de l'Eglise.

Après la chute de l'Empire romain, la médecine avait été remplacée par la magie, les évo-
cations, les exorcismes (1). Ce furent les Arabes
qui la firent renaître après la prise d'Alexandrie.

____

(1) Extraits et analyse des lettres de M. Evarite Bertulus,
docteur à Marseille, publiées l'*Union*. (Août et septembre 1867.)

2.

en utilisant les débris de la fameuse biblio
thèque. En le faisant, ils eurent le bon esprit
de ne pas séparer cette science de la philosophie
avec laquelle on est forcé de reconnaître qu'elle
est naturellement et intimement liée. C'est
même à cette dernière circonstance que les
médecins arabes durent la réputation extraor-
dinaire dont ils jouirent dans la chrétienté. Les
plus célèbres d'entre eux furent tous des
hommes profondément religieux, entre autres,
Rharès, Maïmonides de Cordoue (1200). « Un
jour qu'Almansor, premier ministre du Sultan
de Cordoue, félicitait Rharès d'une cure merveilleuse qu'il avait faite, et avait mis en émoi
toute la ville. « Je peux avoir quelque mérite
» médical, lui répondit le grand médecin,
» mais c'est à Dieu seul qu'appartient le pou
» voir de guérir les graves maladies et de res-
» susciter les morts. »

« Dieu de bonté, s'écrie Maïmonides dans un
» de ses ouvrages, tu as formé le corps de
» l'homme avec une sagesse infinie; tu as réuni
» en lui d'innombrables myriades de forces qui
» agissent sans relâche comme autant d'instru-
» ments pour entretenir et conserver, dans son
» ensemble, cette belle enveloppe de son
» âme (1) immortelle. »

---

(1) Les Musulmans, tout fatalistes qu'ils sont, confessent
Dieu et l'immortalité de l'âme.

Du XI' au XIV' siècles, la médecine fut exercée par les moines et les prêtres, tant en France que dans les autre pays de la chrétienté, sur les données fournies par les Arabes (1).

Dans cette période, qui est aussi celle des croisades, furent successivement créées l'Ecole de médecine de Salernes, les Ecoles de Montpellier et de Paris; celles-ci étaient soumises aux lois ecclésiastiques et les professeurs qui étaient clercs (2) se vouaient au célibat.

Quatre médecins célèbres appartiennent à cette époque : Albert-le-Grand et saint Thomas d'Aquin, Roger Bacon et Armand de Villeneuve.

Plus tard, à la renaissance, vécurent plusieurs médecins célèbres, tels que Zuinger, Fernel, Baillou, Amatus le Portugais, Sommius, Forestier, Durer; tous furent les commentateurs d'Hippocrate et de Galien; ils s'efforcèrent de combiner ensemble les doctrines de ces Pères de l'art médical, et adoptèrent leurs principes sur les causes premières.

---

(1) Toutefois, après la chute de l'Empire romain d'Occident, l'art médical dût toujours être florissant dans l'Empire grec d'Orient.

(2) D'apres un autre historien, l'Eglise aurait interdit aux clercs la profession de médecin, ce qui livra la médecine aux hommes les plus illettrés. M. Hertulus, cependant, est d'accord avec lui, en disant que la médecine ne fit alors aucun progrès, parce qu'elle était entravée par les subtilités de la métaphysique et surtout par les obstacles apportés à la dissection du corps humain.

Dans le XVIe siècle eut lieu la découverte la plus importante, sans contredit, qui ait été faite en médecine, celle de la circulation du sang, par Guillaume Marvée, qui fut un homme simple, grave, modeste, de mœurs sévères, dont les croyances religieuses sont parfaitement établies. A peu peu près vers le même temps, fleurirent en Italie deux médecins éminents, dont les travaux sont restés dans la science et qui jouissent encore de la plus grande estime, Ramasini et Baglivi. Le premier était aussi profond philosophe que parfait chrétien; quand à Baglivi, il invoque Dieu et le confesse pour ainsi dire à chaque pas, c'est ainsi par exemple qu'après avoir parlé des éternelles discordes qui, à toutes les époques, régnèrent entre les médecins, il s'écrie: « Puisse
» le Dieu bon, grand et miséricordieux mettre
» un terme à ces misères si nuisibles à l'hu-
» manité, hélas! ces discordes, fruit de deux
» terrible mobiles : l'intérêt et l'amour propre,
» continuent à affliger tous les vrais amis de
» l'art. »

Après Romasini et Baglivi, il ne faut pas oublier l'illustre Gaspar Hoffman, auteur de tant d'ouvrages remarquables, et qui professait que la première et la plus précieuse qualité du médecin est d'être chrétien. « *Medicus sit christianus*, disait-il. »

Le fait qui frappe surtout le philosophe lorsqu'il étudie le caractère du XVIe siècle, c'est que les immenses découvertes cosmologiques, astronomiques et médicales qui le marquèrent, loin d'affaiblir chez leurs auteurs, l'idée de l'existence de Dieu et de l'immortalité de l'âme, ne firent que la reuforcer et la rendre plus profonde. On ne saurait trop se convaincre, en effet, de cette vérité, que c'est dans les hommes particulièrement adonnés à l'étude des sciences physiques, qu'il faut chercher la morale la plus parfaite. Les Newton, les Galilée, les Marvéo ne pouvaient être des impies, pas plus que ne peuvent l'être à notre époque les astronomes, les physiciens, les chimistes, les vrais médecins. En un mot, tous les hommes qui étudient sérieusement et sans cesse les merveilles de la nature, ne peuvent que reconnaître et admirer son auteur (1).

Le XVIIe siècle fut pour la médecine une ère glorieuse marquée par tous les genres de progrès ; ce fut dans ce siècle, en effet, que

(1) « Non, mille fois non, ajoute M. E. Bertulus, ce ne sont pas les physiciens, classe de savants dans laquelle rentrent les médecins, qui ont créé l'athéisme et le matérialisme. Ce sont plutôt les spéculateurs de cabinet, les abstracteurs de quintescence, les métaphysiciens et les illuminés, tel, entre autres, Spinosa. — Voilà l'origine du panthéisme dont l'école allemande s'est accommodée, mais qui ne compta jamais en

les fondements de la vraie philosophie médicale furent d'abord jetés sous l'influence de l'immortel Descartes et du chancelier Bacon... Les sentiments de ces hommes prodigieux méritent bien d'être médités par les modernes fauteurs de l'athéisme. La première célébrité du XVIIe siècle est Georges-Ernest Stahl ; on connaît ses sentiments religieux, il invoque Dieu presque à chaque page dans ses ouvrages, ses dissertations commencent en général par la formule suivante : « Avec l'aide et la permission du Souverain Auteur de toutes choses » et il les termine à peu près par ces mots : « A Dieu seul appartient toute la gloire de mon travail. »

En même temps que Stahl, s'éleva le fameux Boërhove, dont l'illustration fut universelle. Les croyances, les sentiments de ce grand médecin ne peuvent être l'objet du moindre doute, car, à vingt ans, il prononça un discours académique dans lequel il combattit la doctrine de Spinosa avec tant de talent, que

France de nombreux partisans. Après avoir lu avec attention l'Ethique de Spinosa, j'avoue que celui-ci me parut de prime-abord le père de tous les athées ; mais je ne tardai pas à reconnaître qu'il n'était au fond qu'un métaphysicien dévoyé. J'acquis une fois de plus la certitude consolante que ne sont pas toujours athées ceux qui paraissent l'être, et que la plupart des cyniques qui osent se proclamer tels, sont rarement de bonne foi.

Leyde, sa ville natale, lui vota une récompense civique. Reçu docteur en philosophie, il soutint une dissertation sur la distinction de l'esprit et du corps.

On ne peut pas douter non plus des croyances de son contemporain et rival en illustration, Sydenham, des célèbres médecins Winslow, Sancini, Ptorck, Morgagni, Hoffman, Zimmermann, qui vécurent à peu près dans le même temps.

Mais nous voici parvenu au XVIIIᵉ siècle, au siècle de la raison, au siècle de Voltaire. Ce grand sceptique, ce contempteur implacable des choses les plus saintes, fut souvent irréli-gieux, mais jamais athée. Un pyrrhonisme ridiculement exagéré fut son défaut capital, témoin tous les aveux, toutes les contradic-tions qui fourmillent dans ses écrits, dont je ne saurais nier du reste la fâcheuse influence, laquelle eût moins d'action sur les médecins que sur les autres classes intellectuelles, et même sur le vulgaire. Elle s'est principalement exercée sur la noblesse, la haute bourgeoisie et quelques artisans, mais elle a été bien faible dans les hautes régions de l'intelligence et spécialement chez les médecins.

En voici la preuve dans les exemples et les faits suivants :

Dans la pléiade médicale, si remarquable

du XVIIIᵉ siècle, brille au premier rang Albert de Haller, médecin hors ligne, ancien élève de Boërhave. Chrétien fervent, l'antipathie que lui inspiraient le scepticisme et le matérialisme du grand Frédéric, l'empêchèrent d'accepter la proposition qu'il lui fit de s'établir à Berlin, aux conditions qu'il fixerait lui-même. Non seulement Haller ne subit nullement l'influence de la philosophie voltairienne, mais encore il en fut l'ennemi le plus ardent et le plus persévérant.

Gaspard Boissier de Sauvages, qui fut le contemporain de Haller, partagea les mêmes convictions,... son panégyriste, le secrétaire de l'Académie des sciences de Montpellier, a fait valoir dans son éloge, qu'après avoir professé les sentiments les plus orthodoxes, il mourut non-seulement en parfait honnête homme mais encore en très-bon chrétien.

Il en fut de même du fameux Rœderer, professeur à l'université de Gœttingue, et d'une foule d'autres médecins illustres de cette époque, les Cullen, les Borden, les Stoll, les Tissot, les Pringle, les Vicq-d'Arir, les Portal, les Hecquet, les Picquer, (auxquels il faut ajouter Dodart, Morin, Bayle, Sannec, Jean Hamore); tour à tour professèrent la croyance en Dieu et dans l'immortalité de l'âme.

Il en fut bien autrement de Lamettrie, qui

n'est fameux que par ses écrits impies et
satyriques, dans lesquels on ne trouve ni
science, ni jugement, ni érudition, et dont
la perversité du cœur égala le dévergondage
de l'intelligence... La médecine qu'il a des-
honorée n'a jamais voulu reconnaître ses
ouvrages comme venant d'elle, il sont aujour-
d'hui oubliés. »

« Hâtons-nous de quitter ce triste personnage
et arrêtons-nous avec respect et bonheur
devant l'imposante figure de Barthez, l'un des
plus grands génies qu'ait produit la médecine.
Partout ses écrits sont en quelque sorte impré-
gnés de ses croyances religieuses. Ses succes-
seurs y ont puisé avec le plus grand avantage,
et plus d'un médecin distingué lui doit peut-
être, même sans le savoir, une partie de sa
célébrité. »

Nous venons de faire une mention rapide des
plus illustres médecins (1), de ceux qui ont le

---

(1) C'est d'après M. E. Bertulus que nous l'avons faite.
« J'espère n'en oublier aucun, dit-il encore, et justifier par
ces imposantes autorités, la plus noble des sciences, des
injustes accusations qu'on fait peser sur elle. Qu'importe, en
effet, après des témoignages si concluants, si authentiques,
et surtout si pleins de compétence, qu'on puisse démontrer
que le corps médical compte à cette heure dans son sein,
soit à Paris, soit en province, des coryphées plus ou moins
obscurs de l'athéisme et de l'épicurisme ; Qu'importe même,
que des hommes d'un mérite incontestable, gaspillent les

plus honoré leur profession, qui en ont le
mieux compris la dignité et la grandeur; de
ceux dont la renommée a été populaire et
qu'on peut regarder, à bon droit, comme les
véritables princes de la médecine.

Or, ce qu'on ne saurait assez remarquer, ce
qu'il importe de faire ressortir, c'est que ce
fut en leur qualité d'hommes de piété et de
charité, qu'ils sont devenus de grands médecins
autant et même plus que par leur science et
par leur génie. La charité chrétienne était le
premier, le principal motif qui les animait,
qui les soutenait et les portait au dévouement,
au sacrifice dans les démarches qu'ils faisaient
pour guérir ou soulager leurs semblables. Ils
regardaient la piété comme partie intégrante
de la médecine pratique; ils n'attribuaient pas
leur succès à leurs propres talents, ou à la

talents que leur a départis la Providence, se laissent égarer
jusqu'à oser dire au sein d'un corps savant d'abord, ensuite
dans un livre : « Le système des atomes explique tous les
phénomènes de l'univers mieux qu'aucun autre système connu,
il n'y a point de Dieu, — il n'y a point d'âmes. — La croyance
à un être créateur, conservateur et rémunérateur et à l'immortalité de l'âme est éminemment pernicieuse à la société,
et par conséquent, les peuples ne seront moraux, sages et
heureux que lorsqu'ils seront athées. » Il suffit de citer ce
passage pour flétrir le cynisme révoltant dont *il est l'expression*.

vertu seule des rémèdes; c'est à Dieu avant
tout qu'ils les rapportaient (1).

Voilà les modèles que les médecins devraient
imiter, sans oublier surtout le grand, le noble
exemple qu'a donné de nos jours l'illustre
Récamier, dont tous ceux qui l'ont connu et qui
ont su l'apprécier, ne cesseront de regretter la
perte et d'honorer la mémoire.

« Comme il avait un grand zèle et qu'il était
doué d'une affectueuse éloquence, il cherchait,
dit un de ses disciples les plus distingués, à
ramener à Dieu les agonisants incrédules.
Dans ces occasions là, le religieux médecin
devenait un véritable apôtre, et il serait aussi
impossible de compter les âmes qu'il a sauvées,
que d'énumérer les malades dont il a prolongé
les jours. Combien aussi sa parole amie n'a-t-
elle pas consolé de ceux que son art n'a pu
guérir ! Plusieurs autres le remercièrent des
soins désintéressés qu'il leur avait prodigués,
en même temps qu'il faisait entrer dans leur
cœur les consolations de la religion et qu'il
leur rendait la santé de l'âme avec la santé du
corps. »

---

(1) Ainsi, entre autres, un des ancêtres maternels de celui
qui écrit ces lignes, témoin les paroles suivantes gravées
au-dessus de l'entrée de sa maison : *Jacques-Cosme-Damien
Durand, panse les malades, et Dieu les guérit.*

Tel était le zèle apostolique de l'illustre
Récamier (1) à l'égard de ses malades. Ainsi
devraient faire tous les médecins. Oui, ils
pourraient mieux que beaucoup d'autres,
exercer une salutaire influence au point de
vue de la foi et des mœurs chrétiennes. Dans
les visites qu'ils ont à faire à ceux qui se con-
fient à leurs soins, qui les empêche de leur
suggérer à propos de bonnes pensées, des sentiments chrétiens, d'essayer de leur faire sentir
et comprendre que la pratique de la religion
est utile à tout, et que, dans la maladie elle est
plus nécessaire que jamais; que par conséquent,
le meilleur remède pour eux est de mettre
leur conscience en règle, de se réconcilier avec
Dieu; parce que les hommes calmes, patients,
résignés, en paix avec Dieu, avec les autres,
comme avec eux-mêmes, sont dans la condi-

(1) Citons encore à son éloge le trait suivant : « Chez
Récamier, la prière du soir se disait en commun, touchante
pratique qui introduit au foyer domestique toutes les habitudes
de la vie chrétienne et garantit l'observation de tous les
préceptes religieux. Car, au mérite de la prière particulière,
elle ajoute la grâce, la persuasion du bon exemple. Ce n'est
plus dans le secret alors que le père et la mère, les serviteurs
professent leur foi, promettent de garder les commandements
de Dieu et de son Eglise; c'est publiquement, solennellement,
en présence de témoins qui en prennent acte en quelque
sorte, pour s'en souvenir dans l'occasion. » Eloge de M. Récamier, par le docteur Henri Gouraud.)

tion la plus favorable au soulagement et à la guérison de leurs douleurs et de leurs maux ?

Ne peuvent-ils pas dire tout cela et bien d'autres choses encore, que met sur les lèvres une amitié chrétienne, cette amitié qui est un remède de vie et d'immortalité ?

Quant à ceux que leur art ne peut guérir, ne peuvent ils pas aussi les rappeler aux sublimes et consolantes pensées de l'immortalité de l'âme et du bonheur éternel, leur adoucir les horreurs de la mort, les aider ainsi à réparer, à un point de vue infiniment plus élevé que les pensées et les espérances de ce monde, le malheur qu'ils auraient de perdre la vie, afin que la mort soit pour eux ce qu'elle doit être pour de vrais chrétiens, un passage à l'éternelle félicité, afin qu'en rendant le dernier soupir, ils puissent dire avec confiance : « Seigneur je remets mon âme entre vos mains. »

En agissant ainsi, les médecins prépareraient et faciliteraient les voies au ministère des prêtres, qui acheveraient ce qu'ils auraient commencé. Qui ne sait combien ce ministère est parfois pénible et ingrat, de nos jours surtout, et à l'égard de ces pécheurs endurcis qui, dans leur indifférence et leur haine impie, méprisent et repoussent les prêtres. Les médecins pourraient donc alors leur prêter un concours utile; ils pourraient aisément détruire les préjugés, les préventions, en un mot, applanir les obstacles qui entravent leur ministère ; car il va sans dire que les malades se défieraient moins d'eux et les écouteraient avec moins de répugnance.

Ajoutez à cela que leurs entretiens sur les vérités religieuses, sur les commandements de Dieu et de l'Eglise, entremêlés de conseils sur la santé, seraient d'autant mieux accueillis, que beaucoup de maladies — on ne le sait que trop ! — sont précisément la suite et la punition de la violation même de ces préceptes et de ces commandements, la suite et la punition de l'impiété, de l'intempérance, de l'immoralité, et trop souvent d'un excès de travail, prolongé au détriment de l'observation du Dimanche et des fêtes. C'est bien ici le cas de dire avec l'Écriture : « que l'homme qui » pèche aux yeux de son Créateur, tombera » entre les mains du médecin (1). » Mais aussi c'est une occasion que le médecin pieux et zélé saura mettre à profit, pour ramener ses clients au respect et à l'observation des lois divines, pour leur inspirer l'horreur du vice et l'amour de la vertu, en leur parlant ce

______

(1) Qui delinquit in conspectu ejus qui fecit eum, incidet in manus medici. (Eccl. XXXVIII, 15.)

langage du cœur qui va au cœur (1), et qui ferait d'autant plus d'impression sur eux que la souffrance les a mieux disposés.

Si les médecins exerçaient ainsi leur zèle dans l'intérêt des âmes de leurs malades, on ne verrait pas si souvent, hélas! de malheureuses victimes de la débauche et des passions criminelles, que leur art avait ramenées des bords de la tombe et rétablies dans leur première vigueur, retomber dans un état de dégradation morale pire que le premier; de sorte qü'à vrai dire, il eût été beaucoup plus avantageux pour elles de mourir que de guérir, pour celles-là, en particulier, que les menaces de la mort avaient déterminées à rentrer en grâce avec Dieu, à implorer de sa miséricorde le pardon de leurs fautes.

Non, on ne verrait point de si lamentables désordres, de rechutes aussi honteuses que funestes, du moins on ne les verrait pas si fréquemment, si le plus grand nombre des médecins étaient pieux, charitables et zélés, comme l'illustre Récamier, s'ils se faisaient

______

(1) C'est alors qu'ils pourraient leur dire encore ces paroles de l'Ecriture : « Mon fils, ne vous méprisez pas vous même dans votre infirmité, mais priez le Seigneur et lui-même vous guérira. Détournez-vous du péché, redressez vos mains, et purifiez vovre cœur de toutes ses fautes. » (Eccl. XXXVIII, 9, 10.)

comme lui les apôtres de leurs malades, s'ils s'employaient à leur rendre la santé de l'âme avec la santé du corps.

Et d'ailleurs, quand ils réussissent à ramener leurs malades à la santé, à la vie, ce n'est toujours que pour un temps plus ou moins court ; tôt ou tard, il faudra bien que leurs clients se résignent à subir l'arrêt de la mort temporelle que nul homme ne peut éviter. Mais les maladies de l'âme ne sont-elles pas plus graves et plus dangereuses? Ne peuvent-elles pas entraîner pour l'éternité de funestes et irréparables conséquences? Il est donc bien plus important de s'appliquer à les guérir et de préserver ainsi ceux qui en sont atteints, du malheur sans fin qui en est la suite et le châtiment.

Ces motifs — déjà assez graves et assez puissants, — deviennent plus considérables et plus impérieux encore, quand il s'agit de certaines maladies morales qui exercent de grands ravages dans la société ; quand il s'agit de ces violateurs des droits les plus sacrés, de ces riches, de ces grands de la terre qui étalent au monde le scandale de l'impiété et du vice, et dont la dépravation est comme un venin pestilentiel qui pervertit les villes et les provinces, et s'étend même aux générations futures.

Plus d'une fois cependant, il vient un jour où ces grands coupables sont brisés (1), comme l'impie Antiochus, sous le poids de leurs iniquités, et tombent entre les mains des médecins. Sans doute, ils ont soin, quand ils le peuvent, d'appeler ceux qui sont le plus en vogue par leur habileté et leur expérience, ceux dont on peut dire avec l'Ecriture : « Que leur science les élève en honneur et qu'ils sont loués devant les grands : *Disciplina medici exaltabit caput, et in conspectu magnatorum collaudabitur.* (Eccl. xxxviii, 3.)

Que ces médecins aient autant de foi, de piété et charité, qu'ils ont de savoir et de génie, ils ne s'occuperont pas seulement, dans ces circonstances, de la guérison des corps, ils s'emploieront aussi et surtout, comme faisait M. Récamier, à l'amélioration des âmes, et ils le feront avec un tact, une délicatesse, une sollicitude d'autant plus active et ingénieuse que le retour à Dieu de ces grands coupables exercerait une influence salutaire et réparatrice de leurs mauvais exemples.

N'est-il pas évident qu'en s'appliquant ainsi à l'amélioration spirituelle de leurs clients,

____

(1) *Allisisti nos in manu iniquitatis nostræ.* (Isa. 64, 5.) On peut en dire autant des plus cruels persécuteurs de l'Eglise Galère et Maximin, entre autres.

les médecins contribueraient beaucoup à la gloire de Dieu , au rétablissement et au maintien des bonnes mœurs, et qu'ils rendraient à bien des familles et à la société entière, un service inappréciable, et qu'ainsi ils contribueraient pour une grande part à la régénération des peuples chrétiens? (1)

Comment les Médecins peuvent contribuer aussi à la conversion des peuples infidèles.

Mais il en est parmi eux qui peuvent et doivent faire beaucoup plus encore; il en est qui peuvent seconder puissamment l'action des missionnaires et contribuer ainsi avec eux à la conversion de nombreuses nations infidèles. Or, ils peuvent leur être utiles de diverses manières , d'abord, en leur indiquant les conditions de salubrité et d'hygiène des différents climats. C'est ce qu'a fait, entre autres, un pieux médecin de nos jours, le docteur Allard,

_____

(1) Il serait fort à désirer que , dans toutes les localités , les magistrats , les instituteurs , aussi bien que les médecins, voulussent bien prêter au ministère pastoral le concours de leur zèle , de leur autorité , de leur influence. Ce serait le plus puissant moyen d'y faire fleurir la religion, les bonnes mœurs, de maintenir l'union, la paix, la probité, le bon ordre, l'amour du travail, en un mot, toutes les vertus qui font le bon chrétien et l'honnête homme, et qui seules assurent son bonheur en ce monde et surtout dans l'éternité.

qui , dans son ouvrage sur la *Bulgarie orientale* , s'exprime en ces termes : « Nous voudrions surtout être utiles aux futurs apôtres de cette région. Puissent-ils ne pas nous oublier alors, et nous payer de ce labeur en pensant à nous devant Dieu! »

Mais ce qui est plus remarquable encore , c'est ce que nous lisons dans un autre de ses ouvrages qui a pour titre : *Les Echelles du Levant*; c'est là qu'il expose tout particulièrement « l'utilité qu'il y aurait à aider l'action du missionnaire de celle du médecin... » Qui est mieux placé, dit-il, pour connaître l'Orient, que le médecin sanitaire, que son titre et son caractère mettent en relation avec tout le monde? Les bienfaits qu'il répand, lui ouvrent tout les cœurs. Grands et petits viennent le consulter, et une sorte de prestige sacré l'entoure aux yeux des populations indigènes. La mission du prêtre est limitée en Orient par le fanatisme farouche qui empêche les musulmans de prêter l'oreille aux paroles du missionnaire. Il faut d'abord parler au cœur de ces peuples avant de s'adresser à leur esprit, et la mission du médecin et de la sœur de charité, comme sentinelles avancées de la civilisation, peuvent amener des résultats immenses.

« Les orientaux considèrent l'exercice de la

médecine comme un sacerdoce. Leur vénération et leur reconnaissance pour celui qui leur
rend la santé, prennent dans leurs cœurs de
profondes racines. Durant notre séjour (1) dans
la Dobroutcha, M. l'ingénieur en chef Lalanne,
directeur de la mission Danubienne, nous avait
autorisés à donner des médicaments aux malheureux habitants du pays que nous habitions.
Au bout de peu de temps, nous étions parvenus
à faire accepter notre présence, non-seulement
avec joie, mais avec reconnaissance.

« Les services que peuvent rendre à ce point
de vue les médecins des Echelles du Levant
sont immenses, quand surtout ils savent combiner intimement leurs efforts avec ceux des
consuls. Les Sœurs de Charité sont pour eux
des auxiliaires puissants, et eux aussi le sont
pour elles dans cette belle mission d'influence
française et catholique. C'est grâce aux efforts
combinés des sœurs de Saint-Vincent de Paul et
de M. le docteur Suquet, que l'hôpital de Beyrouth
a pu rendre de si immenses services.

C'est à chaque pas en Orient que se révèle
l'importance de la mission du médecin sanitaire
français. Que ne sont-ils plus nombreux ! ils
aideraient puissamment les consuls à mainte-

---

(1) C'est après ce séjour qu'il a écrit son ouvrage intitulé :
La Bulgarie orientale.

nir et à étendre cette influence française, une des plus glorieuses missions de notre pays, dans cet Orient délaissé, opprimé et pourtant si riche de passé et d'avenir. C'est en soignant le corps qu'on arrive souvent à l'âme de ces malheureux déshérités de la civilisation. Le corps médical français si prodigue de dévouement généreux, n'aura-t-il pas un jour aussi ses missionnaires au milieu des peuples barbares. L'union du prêtre et du médecin (1) pourrait porter d'admirables fruits.

Notre Seigneur, dans ses courses incessantes à la recherche des âmes, ne méprisa jamais les souffrances physiques : il guérissait les corps, il attirait les âmes, il était le divin médecin, comme il était le prédicateur divin. Les apôtres, à son exemple, guérissaient autant qu'ils enseignaient ; et depuis eux jusqu'au temps du grand Xavier et du saint curé d'Ars, toutes les souffrances, tant physiques que morales, accourent d'instinct vers le missionnaire catholique. — Cette union miraculeuse du médecin et du prêtre, que Dieu veut parfois, dans le secret de ses desseins, ne pourrait-elle pas exister dans de plus humbles conditions ? Celui qui sauve les âmes ne marcherait-il pas

---

(1) C'est en Algérie, notamment, que cette union serait fructueuse : Voir l'*Appendice*, à la fin.

d'un pas plus rapide souvent, sur un terrain préparé par celui qui guérit les corps ! »

C'est ainsi que le pieux docteur Allard fait ressortir les heureux résultats que produirait l'union des missionnaires et des médecins. Au reste, comme il le rappelle lui-même plus loin, son idée n'est pas nouvelle. Plus d'un siècle avant lui, des Pères de la Compagnie de Jésus, résidant à Tripoli, joignaient, dit-il, à leur réputation d'hommes charitables et dévoués, celle de bons médecins ; ils obtenaient par là, un facile accès chez les Schismatiques et même chez les Turcs. Beaucoup d'enfants baptisés de leurs mains, un grand nombre d'hérétiques convertis (parmi lesquels tout un couvent de religieux), une école ouverte avec succès dans la ville, les parents éclairés et ramenés à la religion par leurs enfants ; voilà quels furent les fruits principaux de la mission de Tripoli.

C'est aussi en exerçant la charité corporelle que le bienheureux Martin de Porrès opéra de nombreuses conversions en Amérique.

Ecoutons là-dessus le révérend père Ventura :

« De même, dit-il, (1) que dans l'œuvre de la création de l'homme, comme le fait obser-

____

(1) Panégyrique du bienheureux Martin de Porrès.

ver saint Paul, le corps fut formé avant l'âme;
de même dans l'œuvre de la sanctification, si
l'on veut parler aux hommes avec succès du
salut de l'âme, il faut commencer par s'intéresser à l'amélioration de leur condition matérielle. A l'exemple donc du Sauveur du monde,
qui faisait facilement goûter aux foules le pain
céleste de la parole de Dieu, après les avoir
rassasiées du pain terrestre, et guérissait d'une
seule parole les plaies de l'âme chez ceux
auxquels il avait déjà donné la santé du corps,
l'apôtre chrétien réussira facilement à gagner
à la foi les esprits des hommes, lorsqu'il se
sera rendu maître de leur cœur par le moyen
de la charité. Ce fut précisément par cette
voie que Martin Porrès conquit à la vraie foi
un grand nombre d'âmes. Devenu l'admiration
et les délices du Nouveau-Monde, il en devint
également le véritable apôtre. »

Venons aux missionnaires de nos jours,
voici ce qu'écrivait l'un de ceux qui évangéli-
sent le Dahomey, en Afrique : « Un des
moyens que la Providence a voulu nous mettre
entre les mains pour préparer de loin cette
terre à recevoir la semence de la divine parole,
c'est le soin des infirmes qui, de tous côtés,
viennent nous demander nos conseils dans
leurs souffrances, l'œuvre de nos mains pour
le pansement de leurs blessures et surtout de

ces plaies si hideuses dont sont couverts les
noirs. Cette partie de notre mission est devenue
une des plus régulières. Quand j'étais à Abomé,
le roi m'avait confié plusieurs personnes
attaquées de ces infirmités, que des soins
convenables firent disparaître. Plusieurs fois
depuis, le roi nous a envoyé de sa capitale des
personnes qui lui étaient chères, et nous les
avons soignées avec quelque fruit. Dans le
pays des noirs, une mission ne manquera
jamais de plaies à soigner. Ce qui se passe ici
nous fait concevoir l'espérance d'un avenir
meilleur, car il nous semble y voir l'accomplissement du précepte évangélique : *Curate
infirmos,... et dicite illis ; appropinquavit ad
vos regnum Dei.* Donnez vos soins aux infirmes
et dites-leur : le royaume de Dieu approche
de vous. Si maintenant nous commençons à
remplir la première partie du précepte, nous
aimons à croire que le temps viendra de remplir aussi la seconde (1). »

Il est donc évident, d'après ces témoignages,
que l'exercice de la médecine est un des meilleurs moyens de préparer les voies à l'apostolat des missionnaires et d'en assurer le
succès.

---

(1) M. l'abbé Borghero, Annales de la Propagation de la
Foi (mars 1865).

Ce succès, on le voit déja se réaliser dans les Missions de la Chine; témoin les paroles suivantes d'une lettre adressée du Kiang-Nam, par le R. P. Ravary S. J. :

« Soulager les corps, c'est, disait-il, la voie naturelle pour arriver à guérir les âmes. Bon nombre de malheureux, trouvés, pour ainsi dire, sans vie sur le pavé des rues, ont été transportés dans des habitations préparées pour les recevoir. Missionnaires, séminaristes, élèves, catéchistes instruisaient et baptisaient ces infortunés, qui mouraient pour aller bénir éternellement un Dieu qu'ils apprenaient à connaître à la dernière heure de la vie. »

« Un moyen plus efficace et plus universel d'opérer le bien, c'est l'établissement des pharmacies. Celle que nous avons ouverte dans le faubourg de Sang-Haï, reçoit par jour plus de cent personnes qui y viennent chercher des remèdes, et qui, par l'étonnante efficacité de ces remèdes, se sentent disposés à se convertir; en sorte que, avec la santé du corps, elles trouvent la santé de l'âme; comme si Dieu daignait renouveler le prodige des guérisons autrefois accordé aux premiers apôtres. Il est certain que ces guérisons préparent merveilleusement la voie aux conversions; les préjugés tombent et font place à la sympathie; la prédication est mieux accueillie par les esprits, quand les bienfaits ont gagné les cœurs (1). »

Telle est l'heureuse et salutaire influence que la médecine commence à exercer dans la Chine. Au reste, ce bon résultat était déjà pressenti trois ou quatre ans auparavant par d'autres missionnaires de cet Empire. Car, voici ce que l'un d'eux écrivait de Tom-Ka-Dou, le 20 juin 1863 : « Le frère Bernard a commencé, il y a un an, à donner des consultations à Tom-Ka-Dou, et à distribuer des remèdes, il nous vient déjà trois cents malades par jour. Nous avons des consultations semblables en trois endroits différents ; on songe à en établir d'autres, il ne manque pour cela que des médecins ou des infirmiers exercés. Si l'Europe nous en envoie, ils n'auront pas à craindre de voir leur dévouement inutile. Au dire de notre Père supérieur, il n'y a pas de moyen plus efficace que la médecine pour conquérir la Chine à Jésus-Christ. »

Ce n'est pas seulement dans la Chine que des médecins d'Europe, pourraient exercer une influence féconde en fruits de conversion, c'est aussi en d'autres contrées de l'Asie et de l'Afrique, notamment dans le Turkestan et l'Arabie ; car, dans ces pays, comme en Chine, la médecine est tout empirique, rien autre

---

(1) Annales, (septembre 1867, pages 370, 371.

chose que du charlatanisme; s'intitulant médecin qui veut, et chacun exerçant son art comme il l'entend. »

Ainsi donc, les médecins de l'Europe que rien ne retient dans leur patrie, ne sauraient mieux faire que de seconder les Missionnaires qui vont évangéliser les divers pays que l'on vient de mentionner et d'autres encore. On voit quels immenses services ils pourraient leur rendre, comment ils leur prépareraient les voies, leur applaniraient les obstacles, et contribueraient puissamment à la rapide extension du christianisme parmi les nombreuses nations infidèles.

Mais il est une œuvre beaucoup plus importante qu'ils pourraient entreprendre et fonder, — et à laquelle pourraient concourir les médecins qui ne font que des voyages scientifiques, — une œuvre qui serait plus féconde encore en heureux résultats, qui contribuerait non-seulement à propager plus rapidement le christianisme, mais aussi à l'établir sur des bases solides et durables. Cette œuvre, c'est la formation d'un corps médical indigène. Ils s'empresseront donc d'initier et de former à l'art de guérir tous ceux des chrétiens en qui ils reconnaîtraient de l'intelligence et de la capacité, ceux-là en particulier qui, sans être engagés dans l'état sacerdotal et religieux, n'en seraient pas moins d'utiles auxiliaires pour les Missionnaires. Tels sont notamment les catéchistes. — Au reste, cette idée n'est pas nouvelle, déjà au siècle dernier, les Pères de la Compagnie de Jésus l'avaient mise en pratique dans les pays qu'ils évangélisaient, entre autres, dans la Cochinchine. — « Les catéchistes exerçaient tous la médecine, profession fort estimée dans le pays, qui leur donnait entrée partout, intéressait les idolâtres même à leur sûreté, et leur inspirait de l'amitié et de la confiance pour les chrétiens, ils étaient aussi de la plus grande utilité aux missionnaires, dont ils administraient le spirituel et le temporel, de manière que les prêtres n'avaient aucun autre soin que celui de remplir les fonctions réservées à leur état personnel, ils trouvaient partout les voies préparées; ils étaient plus en ·sureté que tous les autres missionnaires, à raison de la quantité de personnes qui veillaient à leur conservation. C'étaient eux qui faisaient le plus de progrès; dans le siècle dernier, ils avaient sous leur direction cent mille chrétiens, auxquels les sacrements étaient administrés seulement par cinq missionnaires européens. Sans le secours de ces catéchistes, il eut été impossible que si peu d'ouvriers eussent suffi à une mission aussi nombreuse; et un grand nombre de chrétiens, abandonnés sans instruction et sans encouragement, auraient apostasié. Si cela n'est pas arrivé, on le doit au zèle des catéchistes qui parcouraient sans cesse tout le royaume, pénétraient jusque dans les parties les plus reculées des forêts, et distribuaient partout quelques-uns de leurs élèves, qui enseignaient aux peuples, qu'ils pouvaient gagner, les éléments de la religion chrétiennes, et les disposaient de manière que les missionnaires arrivant les trouvaient instruits et préparés à recevoir le baptême et à être initiés aux mystères. Ce sont les catéchistes qui, dans les différents arrêts de proscription portés contre les missionnaires au Tonkin, leur ont toujours conservé la plus grande partie des chrétiens (1). »

On voit, d'après cela, le bien immense que peuvent faire les catéchistes ; comment ils peuvent mieux que d'autres préparer les voies au christianisme, faciliter et avancer les progrès et surtout veiller à sa conservation ; il importe donc qu'ils soient nombreux dans tous les pays de mission, et aussi qu'ils soient initiés aux connaissances les plus usuelles de la médecine ; puisque, comme on l'a vu, c'est en qualité de médecins qu'ils ont entrée

---

(1) Extrait d'une histoire du Thonkin, publiée en 1778.

partout, qu'ils se font protéger par les païens
eux-mêmes à qui ils inspirent de la confiance
pour les chrétiens, puisqu'enfin, en soulageant
et en guérissant les corps, ils préparent merveilleusement la voie à la guérison des âmes.

Or, comme on l'a dit, ce sont des médecins
venus de l'Europe, qui peuvent aisément former et multiplier des médecins indigènes.
Pour l'entreprendre avec succès et surtout
pour rendre ce succès durable, ils auront
bientôt compris qu'il n'y a rien de mieux à
faire que d'établir des écoles catholiques de
médecine, dans les pays infidèles et aussi dans
les pays schismatiques et protestants, en un
mot partout où, de concert avec les missionnaires, ils en auront reconnu la nécessité,
l'importance et les avantages, notamment dans
les grands centres où affluent les voyageurs
et les commerçants, et d'où la lumière de la
foi peut rayonner au loin; car on peut bien
dire des médecins indigènes ce qu'on a dit des
prêtres indigènes : que c'est le meilleur moyen
d'étendre les progrès de la foi, et surtout de
donner « aux chrétientés successivement éta-
» blies, une forme stable et assurée pour
» l'avenir, en les appuyant sur des bases
» adhérentes au sol. »

Au reste, c'est ce que les missionnaires ont
compris depuis longtemps, comme on l'a déjà

vu, et ce qu'ils ont réalisé, partout où ils l'ont pu; mais c'est peu, comparativement à ce qui leur reste à faire. Il leur faudrait pour cela, bien des ressources qui leur font défaut. Or, c'est le devoir des catholiques du monde entier de leur venir en aide pour fonder des écoles catholiques de médecine, et multiplier ainsi les médecins et les infirmiers indigènes. — Cette œuvre de charité se recommande tout naturellement à la générosité des médecins de l'Europe qui se sont enrichis dans la pratique de leur honorable profession, ils ne sauraient faire un plus noble et plus utile usage du superflu des trésors et des biens qu'ils ont amassés; car ils contribueraient ainsi, pour une grande part, et même après leur mort, à tout le bien que feraient leurs confrères dans les pays lointains, aux services inappréciables qu'ils rendraient à l'humanité souffrante pour le temps et surtout pour l'éternité.

Ainsi donc, d'après tout ce qui précède, il est pleinement avéré que les médecins peuvent de diverses manières, de loin, comme de près, dans leur propre patrie, comme dans les pays étrangers, exercer une influence puissante et féconde en fruits de conversion et de salut, et, en se faisant les apôtres de leurs malades, contribuer, pour une grande part, à la régénération des peuples chrétiens et à la conversion des peuples infidèles, ainsi qu'au retour des schismatiques et des protestants à l'unité catholique.

Ajoutez qu'en exerçant cet apostolat, en s'employant au salut des âmes comme à la guérison des corps, ils recueilleraient pour eux-mêmes une récompense infiniment supérieure au succès, à la renommée, à tous les avantages temporels de leur honorable profession ; sans doute, ces avantages ne sont pas à dédaigner : quand un médecin a pu, Dieu aidant, sauver d'une mort prématurée un homme utile à la religion et à la société, une personne tendrement aimée dans sa famille, il peut bien alors, — sans oublier ce qu'il doit à Dieu, sans se glorifier lui-même, partager le bonheur et la joie qu'il a fait renaître, ouvrir son âme à ces pures et délicieuses émotions que ne connaissent point ceux dont le cœur est asservi à la misérable soif de l'or; les témoignages de l'estime et de la reconnaissance publiques sont pour lui une récompense qu'il préfère à tous les trésors du monde; tout cela n'est pas à dédaigner, disons-nous, cependant c'est peu de chose, comparativement aux mérites infiniment supérieurs que le médecin acquiert devant Dieu et devant les hommes, en s'intéressant au bien spirituel de ses malades. Car il n'est point d'œuvre qui soit plus noble, plus sublime et plus digne des intelligences élévées et des grands cœurs, que celle qui a pour but de coopérer avec Dieu au salut des âmes ; c'est l'œuvre des œuvres, l'œuvre par excellence.

Et si l'on peut dire qu'il y a quelque chose de divin dans l'art du médecin créé par le Très-Haut, *etenim creavit illum Altissimus*, et qui a pour but de rétablir l'équilibre, la beauté et l'harmonie dans un des plus merveilleux ouvrages du Créateur, à plus forte raison peut-on dire avec Saint-Denis, l'Aréopagite, que la coopération au salut des âmes, créées à l'image de Dieu, rachetées du sang de Jésus-Christ, c'est la plus divine des œuvres divines.

Ajoutons encore que cette œuvre est pour ceux qui la pratiquent le plus efficace moyen d'assurer leur propre salut et de mériter même un accroissement de bonheur dans l'éternité. Oui, ce bonheur inénarrable que Dieu prépare à ceux qui l'aiment, sera plus grand encore pour ceux qui l'auront fait connaître et aimer, pour ceux qui auront sauvé des âmes qui couraient à leur perte ; ce bonheur s'augmentera, se couronnera dans la splendeur des cieux, de toute la félicité dont ils verront jouir ceux de leurs frères au salut desquels ils auront contribué, et qui ne cesseront de leur

en témoigner, après Dieu, une éternelle reconnaissance et un éternel amour.

Tous les médecins peuvent donc mériter cet
incomparable bonheur, ils le peuvent et ils le
doivent en se faisant, comme l'illustre Récamier
et d'autres pieux et célèbres médecins, les
apôtres des malades, et en contribuant ainsi à
la régénération des peuples chrétiens et à la
conversion des peuples infidèles. La crainte
d'un échec, dans l'exercice de cette charité
spirituelle, de ce zèle apostolique, ne doit pas
même les arrêter ni les faire hésiter, parce que
Dieu, dans tout ce qu'on entreprend pour sa
gloire et le salut des âmes, ne demande pas,
ne récompense pas précisément le succès,
mais bien plutôt le zèle, le dévouement, et
surtout la bonne volonté, la pureté d'intention.

Au reste, pour ceux qui ont l'âme vraiment
généreuse, ce qui doit par dessus tout animer
leur zèle apostolique, ce n'est pas même
l'espérance de la gloire et du bonheur sans fin
qui en sont la récompense, bien moins encore
la crainte servile de peines qui sont le châtiment de l'inertie ; c'est un motif plus noble
et plus élevé encore, plus désintéressé et plus
pur, c'est-à-dire la plus grande gloire de Dieu
qu'ils aiment par-dessus tout, et le véritable et
éternel bonheur de leurs frères qu'ils aiment
en Dieu et pour Dieu. Il va sans dire, après

cela qu'ils n'ont pas à se préoccuper, ni à s'inquiéter de leurs intérêts personnels, parce qu'ils se reposent de tout en Dieu qui ne se laisse pas vaincre en générosité.

Ainsi donc, pour conclure, puisque la position sociale des médecins leur donne beaucoup d'influence, ils ne sauraient mieux faire que de l'employer au profit des âmes, qui sont, devant Dieu, dans un état plus pitoyable que les corps ne le sont aux yeux des hommes, et dont les maladies morales, dans certains cas, exercent une influence funeste sur la société.

Or pour cela, il faut, comme on l'a démontré, que les médecins soient des hommes de foi et de piété. Mais comment le deviendront-ils? comment ramener aux principes et aux pratiques de la foi la plupart de ces médecins incrédules ou indifférents? quels sont ceux qui peuvent mieux que d'autres, et avec quelque chance de succès se faire leurs apôtres? Ce sont les hommes les plus distingués par leur intelligence et leur vertu, ceux-là en particulier, qui ont avec eux des rapports de parenté, d'amitié, de voisinage et autres, et surtout ceux qui ont leur estime et leur confiance.

Un autre moyen d'atteindre ce but, c'est de réformer, d'améliorer au point de vue de la foi, l'enseignement de la médecine : il suffit d'avoir appelé sur ce point, l'attention des hommes spéciaux et compétents dans ces matières. Mais pour cela encore, l'impulsion ou l'initiative doit venir des hommes éminents en science et en vertu, de ceux qu'on peut appeler l'élite des chrétiens, et dont le nombre, selon l'admirable expression de l'Ecriture, « fait le salut des nations. »

N. S. B.

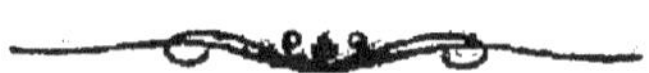

DEUXIÈME PARTIE.

———

NOTES & SUPPLÉMENT.

———

Il n'est pas inutile de reproduire ici l'indication et le sommaire d'un traité sur les devoirs des médecins envers leurs malades.

La 4ᵉ livraison de 1859, des Analecta Juris Pontifici, qui vient de sortir des presses de la Propagande, renferme, entre autres matières, la traduction d'un traité de Luisino, célèbre médecin vénitien. De confessione ægrotantium à die decubitûs instituendâ.

Ce traité fut imprimé à Venise, en 1563, trois ans avant la célèbre constitution par laquelle Pie V renouvela le canon du 4ᵉ Concile de Latran, qui oblige les médecins à faire confesser leurs malades. Saint Pie V connut-il l'opuscule du Vénitien? Nous ne saurions l'affirmer. — L'auteur parle d'abord des misères de la vie humaine et du nombre infini de maladies et d'accidents qui peuvent rompre le fil des jours

4.

de l'homme; il traite ensuite de la séparation de l'âme d'avec le corps; il dit que le penchant de l'homme vers le péché le détourne de sa fin dernière et l'expose à perdre son souverain bien. La miséricorde de Dieu à l'égard de l'homme tombé dans le péché a fait instituer le sacrement de pénitence. Ces préliminaires bien établis et prouvés, Luisino démontre : ch. VI, que les médecins doivent s'intéresser au bien spirituel de leurs malades; — ch. VII, ce qu'ils doivent faire pour amener les malades à se confesser; — ch. VIII, quels sont les motifs qui détournent les malades de la confession; — IX, que bien souvent les maladies sont la punition des péchés; — X, pour quels motifs les médecins n'exhortent les malades à se confesser; — XI, motifs qui font que certains médecins obligent leurs malades à appeler le confesseur; — XII, quels moyens prendre pour que les malades se confessent dès que la maladie les force à garder le lit.

On comprend de quel intérêt pratique peut être, à notre époque, ce traité.

(Univers, 3 novembre 1859.)

LE MÉDECIN CHRÉTIEN.

Extrait d'un discours prononcé au Sénat par Mgr l'Archevêque de Rouen :

« Le médecin chrétien voit dans le corps humain la merveilleuse enveloppe d'une âme immortelle, et plus il étudie, plus il se sent pénétré des sentiments d'admiration et d'adoration pour le Créateur, il respecte le chef-d'œuvre de la Divinité et le soigne avec amour. La charité habite avec la foi dans son cœur. Ami du riche, ami du pauvre il se prodigue le jour et la nuit, non pour obtenir un vil salaire, mais pour obéir à la voix du devoir, à la volonté de ce Dieu qui lui montre dans le malade un frère racheté comme lui par le sang de Jésus-Christ, il devient son confident, et lorsqu'il sent que bientôt pour ce malade le temps va finir et l'éternité commencer, ne pouvant rien pour le corps qui se dissout, il donne à l'âme un dernier témoignage d'amour en l'avertissant doucement qu'elle se prépare à une nouvelle existence. — Mais que ferez-vous

avec le médecin athée, le médecin matéria-
liste, le médecin tel que nous le montrent ces
thèses, ces cours, ce dictionnaire que j'ai eu
l'honneur de mettre sous les yeux du Sénat?
Que serait-il près des malades, lui qui ne voit
dans l'homme qu'un animal un peu plus per-
fectionné que le singe et le cheval?

» Quelle répugnance n'éprouveriez-vous pas
s'il fallait vous remettre en ses mains? Que
sera-t-il auprès de votre femme, de votre fille?
En certaines circonstances données, quel respect aura-t-il pour la vie de l'enfant prêt à
naître? Ses connaissances médicales elles-
mêmes ne peuvent-elles pas devenir, en présence de certaines tentations, des ressources,
des moyens pour l'attentat, pour le crime? Je
n'exagère rien, nos annales judiciaires relatent
sous ce rapport des faits épouvantables.

» L'influence des médecins n'est pas bornée à
la chambre des malades. Dans nos campagnes
surtout, elle peut être immense. C'est le savant
du lieu, dont la parole fait partout autorité.
Par lui donc, le matérialisme se répandra dans
les populations, et alors si cette fatale doctrine
prend la place de la religion, le peuple français
tombera plus bas que les musulmans et que les
nations païennes, il retournera à la barbarie. »

Reproduit dans la *Revue Catholique*
de Troyes, 16 juin 1860.

Si l'influence des médecins dans les campagnes peut-être immense pour le mal, elle peut l'être aussi pour le bien ; s'ils peuvent répandre le matérialisme dans les populations, ils peuvent y défendre, y propager, y faire revivre le christianisme. Ainsi , ont fait les médecins aussi distingués par leur foi et leur piété que par leur science et leur génie, tel fut notamment dans le XVIII° siècle , l'illustre Albert de Haller, déjà mentionné ci-devant (p. 17), d'après le témoignage de M. Evariste Bertulus , docteur à Marseille. Il importe de citer ce que le même docteur a dit de plus remarquable sur cet illustre médecin du XVIII° siècle.

Non-seulement Haller ne subit nullement l'influence de la philosophie voltairienne , mais encore il en fut l'ennemi le plus ardent et le plus persévérant. Profondément imbu des grands principes sociaux, il attaqua le philosophe de Ferney dans plusieurs écrits, notamment dans son ouvrage intitulé : *Lettres critiques sur les opinions de M. de Voltaire, par rapport à notre âme et à son immortalité,* ouvrage précédé d'un petit avant-propos suivant : « M. de Voltaire est assez peu ménagé dans les lettres qu'on va lire, et on dira peut-être que la réputation qu'il s'est acquise méritait plus d'égards ; mais je ne sais si un écrivain qui en témoigne lui-même si peu pour les personnes les plus respectables et pour les choses plus sacrées a dû légitimement s'attendre à ce qu'on en conservât beaucoup pour lui. »

Dans ces lettres, Haller traite Voltaire très-cavalièrement ; sa démonstration de la spiritualité et de l'immortalité de l'âme par le raisonnement philosophique et par l'appréciation des grands faits anatomo-pathologiques ne laisse rien à désirer.

Il est un autre mémoire de Haller qui a pour titre : *Défense des pensées de Pascal contre la critique de Voltaire*, avec le préambule suivant : « Il n'est point de lecteur chrétien auquel l'injuste critique de Voltaire contre Pascal, n'ait fait souhaiter que l'on vengeât la mémoire de ce grand homme. Cette vengeance est l'objet de mon travail. »

Pour achever de faire apprécier les convictions religieuses du médecin qui dispute le premier rang à Barthez et à Bichat, autres illustrations du XVIIIᵉ siècle, je citerai encore le passage suivant de ses écrits :

« Rien ne serait plus inconcevable, dit-il, que l'esprit d'impiété qui règne dans un siècle aussi éclairé que le nôtre, malgré la lumière qui y brille, si les hommes n'y étaient en général, légers, superficiels, livrés à la mollesse et à leurs sens. Il n'est pas aisé d'arrêter le

progrès d'un contagion si funeste ; l'incrédulité
a trop de charmes aux yeux de l'homme cor-
rompu pour qu'il se laisse enlever un si doux
appui. Ne point croire les peines d'une autre
vie , ni peut-être même un Dieu , pouvoir faire
le mal sans remords , est un système qui doit
avoir autant de sectateurs que le vice même
dont il est la théorie. On obtient l'approbation
de ceux qu'on flatte, , et voilà la source de tant
d'éloges qu'ont reçu Bayle, Schastersbury , Bo-
lingbroke , et les autres promoteurs d'irréligion.

« Si l'athéisme pouvait s'établir, ses rites seraient une révolution universelle, tout serait
sacrifié à la jouissance du plaisir, à l'intérêt
particulier ; chaque homme s'aimerait seul et
sans partage aux dépens de tous ; mères ,
femmes , enfants, concitoyens, tous les liens
de la société seraient brisés ; partout les ini-
mitiés , la discorde ; plus d'union solide dans
le mariage ; l'homme n'aurait plus de lende-
main. »

Ailleurs, continuant le même thème , la description d'une société athée, il ajoute : « Avec
l'athéïsme , peut-on faire quelque différence
dans la possession des biens ? A quoi bon des
propriétés, pourquoi des juges , s'il n'y a ni
Dieu , ni droit ? Le pauvre , accablé de son in-
digence ; le libertin , qui suit les penchants de

la nature après avoir épuisé les moyens de se satisfaire, iront bientôt sur le grand chemin prouver au dernier passant, le pistolet à la main, qu'il n'a point de droit sur son propre argent. Alors, l'épée ou la corde, voilà la seule morale que les princes pourront employer... Si ces princes ne redoutent aussi un Dieu vengeur, qui est-ce qui arrêtera la tyrannie et tous ses débordements? Ainsi, l'anarchie ou la tyrannie pour la société en général, tous les vices, toutes les dissensions dans chaque famille, voilà l'avenir de l'athéisme.

« Ah! fasse le Ciel, ajoute M. Ev. Bertulus, que cet avenir ne soit pas le nôtre, malgré les signes inquiétants que nous observons à cette heure! Mais combien ne suis-je pas fier, — et tous les vrais médecins le sentiront comme moi, — de ce tableau si vrai, si coloré, si frappant, qu'a fait un prince de la médecine, des terribles conséquences de l'athéisme! Etait-il possible d'exprimer en meilleurs termes, de meilleurs sentiments (1).

---

(1) M. Ev. Bertulus mentionne encore le célèbre Joseph Frank, professeur de clinique à l'Université de Wilna, et auteur d'un traité de *pathologie interne*. Il est dit, dans la préface de ce traité, qu'il a institué environ 1,000 médecins qui se sont dispersés depuis la Pologne allemande jusqu'au Kamtschatka, et dont quelques-uns sont devenus eux-mêmes professeurs; qu'il a fondé à Wilna la *Société médicale* et établi l'association des bienfaiteurs, qui a traité des milliers de malades; qu'il a fondé, avec l'assentiment et la munifi-

Inutile d'ajouter que ces sentiments devraient être ceux de tous les médecins, et qu'ils devraient les exprimer dans les relations diverses qu'ils ont avec leurs semblables, ainsi que dans les occasions que leur présente l'exercice de leur profession.

Nous avonc cité, à la première page de cet écrit, quelques lignes de La Bruyère sur l'apostolat que peuvent et doivent exercer les laïques. Le même écrivain, pratiquant lui-même ce qu'il a conseillé, s'adresse en ces termes aux indifférents : « Il y a deux mondes ; l'un où l'on séjourne peu et dont on doit sortir pour n'y plus rentrer ; l'autre où l'on doit bientôt entrer pour n'en plus jamais sortir. » La faveur, l'autorité, les amis, la haute réputation, les grands biens, servent pour le pre-

---

cence de l'empereur, le séminaire médical où sont instruits cent élèves pauvres pour le service civil et militaire.

Ailleurs, parlant de l'influence désastreuse que le panthéisme a exercée en Allemagne sur la médecine, il s'exprime ainsi : De là surgit une secte médicale qui, prenant domicile dans les espaces imaginaires, se distingue de toutes les autres par l'obscurité de son langage, par ses ouvrages tellement vides de sens qu'il est impossible de les rendre dans un autre langage ; qui, empoisonnant la langue allemande de mots barbares et étrangers, établit d'une manière souvent révoltante des comparaisons entre les choses les plus disparates, qui mit en vers la plus sérieuse des toutes les sciences, prépara les esprits à admettre les erreurs les plus graves en tout genre, et déconsidéra la nation allemande auprès des autres nations par des accès d'une véritable démence.

mier monde ; le mépris de toutes ces choses sert pour le second ; il s'agit de choisir.

Puis, se tournant vers les incrédules, il leur dit :

« La religion est vraie ou elle est fausse. Si elle n'est qu'une vaine fiction, voilà, si l'on veut, soixante années perdues pour l'homme de bien, pour le chartreux ou le solitaire ; ils ne courent pas un autre risque. Mais, si elle est fondée sur la vérité même, c'est alors un épouvantable malheur pour l'homme vicieux. L'idée seule des maux qu'il se prépare me trouble l'imagination ; la pensée est trop faible pour les concevoir, et la parole trop vaine pour les exprimer. Certes, en supposant même dans le monde moins de certitude qu'il ne s'en trouve en effet sur la vérité de la Religion, il n'y a point pour l'homme de meilleur parti que celui de la vertu.»

Ainsi parlait La Bruyère. Or, les médecins ne sauraient mieux faire que de parler dans le même sens aux incrédules et aux indifférents si nombreux de nos jours dans les campagnes ; ils réussiront mieux que les prêtres à se faire écouter avec attention et même avec intérêt. C'est ce que Bossuet avait remarqué parmi les hommes de son temps ; car, disait-il, lorsqu'on entend le prédicateur, je ne sais quelle accoutumance malheureuse de recevoir par leur entremise la parole de l'Evangile, fait qu'on l'écoute de leur bouche plus nonchalamment. On s'attend qu'ils reprendront les mauvaises mœurs, on dit qu'ils le font d'office, et l'esprit indocile y fait moins de réflexion. Mais quand un homme que l'on croit du monde, simplement et sans affectation, propose de bonne foi ce qu'il sait de Dieu en lui-même ; quand il ferme la bouche à un libertin qui fait vanité du vice, ou qui raille impudemment des choses sacrées, qu'une telle conversation, assaisonnée du sel de la grâce, a de force pour exciter l'appétit et réveiller le goût des biens éternels ! (Panégyrique de sainte Catherine.)

Voilà ce que disait Bossuet au XVIIe siècle. Dans notre siècle, l'illustre de Maistre exprimait ainsi la même pensée (1).

« Le prêtre qui défend la Religion fait son devoir, sans doute, et mérite toute notre estime mais auprès d'une foule d'hommes légers ou préoccupés, il a l'air de défendre sa propre cause ; et tout observateur a pu s'apercevoir mille fois que le mécréant se défie moins de

____

(1) Dans son livre sur le Pape (Disc. prél.). Voici ce qu'il dit ailleurs de remarquable sur les rapports qui existent entre les passions et les maladies. Les passions peuvent augmenter le nombre et l'intensité des maladies, jusqu'à un point qu'il est impossible d'assigner ; et réciproquement, le hideux empire du mal physique peut être resserré par la vertu, jusqu'à des limites qui ne sauraient être fixées.

l'homme du monde et s'en laisse assez souvent approcher sans la moindre répugnance. »

Il est donc avéré, d'après ces témoignages, confirmés d'ailleurs par l'expérience, que les laïques intelligents et surtout les médecins, à raison de leur influence toute spéciale, peuvent, dans bien des cas, suppléer à ce que le ministère pastoral ne peut faire par lui-même, c'est-à-dire qu'ils peuvent plus aisément ramener aux principes et aux pratiques de la Religion les incrédules et les indifférents, commencer à leur égard une œuvre de conversion et de salut à laquelle le ministère pastoral mettra le sceau et le complément.

Ajoutons que ce n'est pas seulement envers les malades qu'ils peuvent et doivent exercer cet apostolat, mais aussi et surtout envers ceux qui les entourent, qui les visitent, parents, amis, voisins et autres; car, parmi ceux-ci, ils rencontrent assez souvent des impies, des matérialistes, des sceptiques, ou du moins des indifférents, qui ne se préoccupent presque exclusivement que du bien être de la vie présente et ne songent guère aux intérêts de l'éternité, au sort heureux ou malheureux qui doit y être leur partage; il va sans dire qu'ils ne s'en inquiètent guère à l'égard de ceux de leurs proches qu'ils voient en péril de perdre la vie. Mais des médecins pieux et zélés, assez instruits des vérités chrétiennes pour pouvoir réfuter les objections que leur oppose l'ignorance ou la mauvaise foi, sauront bien ce qu'il importe de dire à ces indifférents ; ils sauront bien éclairer l'ignorance des uns, dissiper les doutes des autres, rappeler à tous quels sont leurs devoirs dans ces circonstances, quels seraient leurs regrets, leurs remords, si, par leur négligence, ils compromettaient le salut de ceux qui leur sont chers. — C'est ainsi qu'ils pourront se faire seconder dans leur apostolat par ceux qui entourent les malades, et se décharger sur eux d'une partie de leur responsabilité.

Au reste, comme on l'a constaté, c'est ce que les médecins pratiquaient autrefois dans les époques de foi. Dans notre siècle irréligieux, il en est encore un certain nombre qui suivent leurs exemples. Nous avons déjà mentionné l'illustre docteur Récamier, et le pieux docteur Camille Allard. (1) Celui-ci, ainsi que le

---

(1) Ajoutons M. Evariste Bertulus, de Marseille, dont les lettres publiées dans l'*Union* (août et septembre 1867, ont été éditées en un volume ;

M. le docteur Valentin, de la Faculté de Paris, qui a publié, en 1868, un petit livre intitulé : *Le Médecin consolateur*, qui indique le vrai moyen de soulager efficacement le corps, tout en songeant aux grands intérêts de l'âme. C'est surtout le sentiment religieux qui respire dans ce livre dont l'auteur est aussi bon médecin que bon chrétien. On en jugera d'après les lignes suivantes, où il rappelle aux enfants leurs de-

raconte M. l'abbé Bayle, dans une notice sur sa vie et ses œuvres, fut dans le monde un véritable apôtre, et mit au service de sa foi toutes les ressources de sa profession. Que de cœurs malades il a soulagés, que d'âmes il a ramenées à la piété de leur enfance!

Les conférences de Saint-Vincent-de-Paul comptèrent peu de membres plus actifs et plus dévoués. Il possédait à un rare degré, je ne dirai pas l'amour, mais le culte des pauvres, sous leurs haillons, il semblait apercevoir, comme sous un voile, l'adorable figure de Jésus-Christ.

---

voirs envers leurs parents, dans cet instant suprême qui doit décider de leur bonheur ou de leur malheur éternel :

« Leur sort, dit-il, pour ainsi dire, est entre vos mains. Si vous les aimez véritablement, n'hésitez plus.... Prouvez-leur votre amour et votre reconnaissance. Autrement, ils pourraient vous reprocher votre ingratitude, votre trahison et votre cruauté pendant toute l'éternité ; leur souvenir ne serait plus pour vous qu'un spectre de malédiction et de désespoir.

Ne négligez jamais ce devoir sacré. Faites en sorte que, pour vos parents, le jour de la mort soit le plus beau de la vie, le jour de leur entrée dans la céleste Patrie où vous les retrouverez, vous tendant les bras pour vous recevoir, vous remercier et vous féliciter.

Enfin conduisez-vous de même envers vos amis, envers tous les mourants auprès desquels il vous sera permis de pénétrer et d'agir lorsqu'il n'y aura personne pour le faire. Préserver une âme de l'enfer, lui procurer la vue de Dieu pour le louer dans toute la suite des siècles, n'est-ce pas, en quelque sorte, coopérer à la rédemption du Christ et devenir l'instrument de la gloire de Dieu.

Ajoutons qu'il avait formé avec son ami Paul Reynier, (mort comme lui, hélas ! trop prématurément), (1) le projet d'une bonne œuvre dont il exposait ainsi le but dans une lettre à M. l'abbé Bayle : « La préoccupation des derniers jours (2) de Paul, comme celle de toute sa vie, fut la conversion de ses amis et de tant de jeunes gens qui vivent éloignés de Dieu, parce que nulle main charitable ne vient les secourir. Nous avions déjà formé tout un plan, qu'après sa guérison nous devions tâcher de mettre à exécution. La mort de Paul ne m'a point paru devoir rien changer à nos projets. Ne m'a-t-il pas dit qu'il me suivrait du haut du ciel ? il prendra donc une part plus grande encore à notre œuvre qu'il n'eût pu le faire sur la terre, il m'a déjà donné la preuve de son intervention, et je commence à avoir plus de confiance, parce que je ne suis pas seul. De bons amis, pleins d'ardeur et de

---

(1) M. Paul Reynier, est mort à 24 ans, M. Allard, à 32 tous deux à Marseille.

(2) La notice qui précède les œuvres choisies de Paul Reynier, expose ainsi cette bonne œuvre : « Il conçut la pensée de fonder, après sa guérison, une association de jeunes gens pieux, se proposant pour but spécial de ramener à Dieu ceux de leurs amis qui, touchés par la grâce, n'auraient pas la force de franchir les premiers pas, et réclameraient le secours d'un bon conseil, d'une pressante exhortation. Ces jeunes gens se seraient engagés à ne jamais laisser

zèle , auxquels j'avais parlé de la dernière pensée de Paul , l'ont accueillie avec enthousiasme , tous les jeunes gens qui entreront dans l'œuvre nouvelle , devront appliquer au succès de la religion leur vocation toute entière , et , chacun dans la sphère de sa vocation , devra se vouer à l'apostolat laïque. *Humilitas et caritas,* (1) seront nos mots de ralliement. Toute basée sur la prière et sur l'étude , notre mission dans le monde sera de faire connaître , de faire aimer cette religion aimable qne l'on ignore , fermer la bouche aux demi-savants qui la calomnient sans la connaître , faire entendre un mot de cœur aux âmes tendres qui ont besoin d'aimer , leur montrer le seul amour véritable , tel sera notre but. »

« Voilà donc, dit M. l'abbé Bayle, quels étaient les rêves de ces deux âmes qu'appelait le ciel ! Ils se promettaient de faire du bien ensemble , ils voulaient rendre chrétiens comme eux tous ceux qui étaient jeunes et ardents comme eux. »

---

attaquer devant eux la Religion sans la défendre , ils auraient dû , selon leurs moyens faire sentir par leurs actes et leurs paroles, partout où ils se seraient trouvés, la beauté et l'utilité de la Religion. Tel a été sur la terre , le dernier rêve de Paul Reynier. »

Puisse-t-il être exécuté par d'autres catholiques dignes de leur vocation ! C'est le vœu le plus ardent de celui qui écrit ces lignes.

(1) L'humilité et la charité.

Nous avons vu ci-devant (p. 37 , 38) ce que le docteur Allard a fait, les services qu'il a rendus dans la Bulgarie orientale et dans les Echelles du Levant ; nous avons cité ce qu'il a dit sur le résultat immense que pourraient amener, comme sentinelles avancées de la civilisation les médecins sanitaires qui , par leur titre et leur caractère, se trouvent en relation avec tout le monde.

On ne saurait donc mieux faire que de l'imiter et suivre ses conseils.

Or, un des meilleurs moyens de les suivre , ce serait de fonder des écoles catholiques dans les Echelles du Levant et dans d'autres grands centres de l'Orient , où elles pourraient mieux qu'ailleurs exercer une influence utile aux progrès du catholicisme et opposer une digue à l'invasion protestante. C'est là un point de la plus haute importance , et même d'une urgente nécessité , car voici ce que nous lisons dans les *Missions catholiques*. (11 octobre 1872. — Beyrouth, Syrie). — On nous écrit de Syrie :

« Il serait absolument nécessaire de parer au plus tôt au danger évident, que fait courir à une partie de la jeunesse catholique de Syrie, la fondation d'une école de médecine par les protestants de Beyrouth. Cette école de date récente, est le moyen le plus perfide que le démon pût suggérer à ces sectaires pour entamer la foi d'un bon nombre de jeunes gens. La science médicale et les profits qu'elle promet sont une véritable séduction pour beaucoup de familles. Avoir un fils médecin, quel honneur et quelle bonne fortune ! Aussi le chiffre des étudiants en médecine tend-il tous les jours à s'élever. L'engouement est tel qu'on ne tient nul compte d'une défense formelle du patriarche maronite. J'ai dit que le danger est évident, et voilà pourquoi je me dispense de le faire ressortir.

« A ce mal il n'est qu'un remède : la fondation d'une école catholique de médecine. Le gouvernement pourrait bien ne pas seconder cette œuvre précisément à cause de son caractère exclusivement catholique ; mais assurément il n'y ferait aucune opposition, une cotisation du clergé et du peuple ferait face aux frais du premier établissement ; l'œuvre serait ensuite maintenue soit par la pension exigée des étudiants, soit par les aumônes des catholiques d'Europe. » — Ajoutons que l'on pourrait encore, dans le même but, envoyer en Europe quelques jeunes Maronites qui y feraient leurs études médicales; à condition, toutefois, qu'il fussent au besoin, secondés par la générosité des catholiques. Ceux-ci sont plus nombreux que les protestants, et cependant ils font moins dans l'intérêt de la vérité, que ces derniers au profit de l'erreur.

On sait que les maîtres d'école indigènes rendent de grands services aux missionnaires en Syrie. Or, ils en rendraient de plus nombreux et de plus considérables encore, s'ils joignaient à la science de leur profession, les connaissances les plus usuelles de la médecine. On en jugera, d'après le passage suivant que nous empruntons encore aux *Missions catholiques*. (20 octobre 1872). Extrait d'une lettre du R. P. Badour, de la Compagnie de Jésus, à un ancien missionnaire de la même Compagnie en Syrie. (10 septembre 1872).

« Depuis votre départ, nous avons entrepris de nouvelles excursions dans le Beláda Béschára (Haute-Galilée) où nous appelaient les efforts des protestants. Grâce à Dieu, les écoles et les frères Xavériens (maîtres d'école indigènes) rendent à peu près nulle l'influence des hérétiques dans ce pays. L'instruction qu'y reçoivent les enfants défie jusqu'à présent toute concurrence; et, ce qui vaut mieux encore, ils y puisent un amour invincible de la foi et de la pratique de notre sainte religion. Ces écoles nous sont à nous-mêmes d'un grand secours. Elles nous ménagent la sympathie des populations, et nous permettent de parcourir avec plus de facilité une contrée où la configuration topographique et le mélange des races rendent les chemins pénibles et assez peu sûrs. Il nous faudrait pouvoir multiplier ces centres d'action sur tous les points. Si modestes que soient les frais indispensables d'établissement et d'entretien, nos ressources, toujours au-dessous de nos besoins les plus impérieux, nous interdisent pourtant d'y songer, et nous en sommes réduits à gémir sur notre impuissance.

Quelle œuvre grande et méritoire, pour une âme généreuse et riche des biens de ce monde ! Mais nous sommes si loin que nos cris de détresse n'arrivent en France qu'affaiblis, perdus d'ailleurs au milieu de tant d'autres, et le pauvre missionnaire doit assister, le cœur navré, au triste spectacle de la perte de tant d'âmes auxquelles il ne peut faire connaître Jésus-Christ qui les sauverait. »

Voici ce qu'il importe de remarquer dans ce qui précède ;

C'est le grand secours que trouvent les missionnaires dans les maîtres d'école indigènes. Or, si ceux-ci étaient plus nombreux, si, en outre, ils étaient initiés dans les connaissances les plus pratiques de l'art médical, comme le sont les catéchistes dans l'extrême Orient : ou bien ; s'il y avait un plus grand nombre de médecins proprement dits, dans la Syrie, dans la Galilée et en d'autres pays de mission, assurément ils rendraient aux missionnaires des services plus nombreux et plus considérables encore ; car ceux-ci qui s'emploient au salut des âmes ne marcheraient-ils pas plus rapidement, si le terrain leur était préparé par ceux qui s'emploient à guérir les corps ? — Mais pour former et multiplier les médecins catholiques, il faudrait des ressources qui font défaut aux missionnaires. Il y a donc là une œuvre grande et méritoire qui se recommande à la générosité des âmes riches des biens de ce monde.

Il serait aussi fort à désirer que l'on put multiplier des médecins catholiques dans le petit royaume de la Grèce, car voici, à ce sujet, ce que nous lisons dans un *Voyage en Grèce* par *Charles Auberive*, publié en 1860. (p. 123).

Il manque à la Grèce une population. Nous avons vu constamment dans la Péloponèse des champs immenses qui sont sans culture, et d'où s'élèvent des plantes vigoureuses, indices de la fertilité du sol.

« Toutes les familles grecques sont très-nombreuses, presque chaque année, les femmes grecques deviennent mères ; et, comme dans tout l'Orient, on les marie très-jeunes. Mais il meurt beaucoup d'enfants et cela s'explique. Les Grecs sont mal logés, mal nourris, mal vêtus; de plus, ils sont ignorants comme des sauvages et manquent de médecins. De là l'abandon de l'enfance dans une multitude de cas où le moindre remède conserverait la vie ; aussi la population augmente très-lentement.

Je souhaite à la Grèce de consacrer des fonds à entretenir des médecins, (I) par chaque nomarchie, au service des populations rurales.

Les fièvres qui déciment le pays cèderaient aux soins de l'art, aux conseils d'un régime mieux entendu que donneraient les médecins, aux habitudes de propreté qu'ils feraient contracter peu à peu, s'ils étaient revêtus du caractère officiel d'inspecteur de la salubrité publique. Ce sont là les devoirs d'une politique intelligente.

Ainsi, il est évident, d'après ce qu'on vient de lire, que des médecins catholiques qui iraient en Grèce, rendraient de grands services à ce petit pays, si digne d'intérêt à tant d'égards, qui a laissé un nom glorieux, d'immortels souvenirs, et qui paraît encore destiné à un brillant avenir. D'abord, en y favorisant l'accrois-

(1) Voir ci-devant, page 31.

(1) Cependant il y a à Athènes une école médicale, d'où sortent des médecins qui se répandent dans toute la Turquie, il faut donc, ou qu'ils ne soient pas encore assez nombreux, ou qu'ils laissent encore à desirer dans l'exercice de leur art.

sement de la population, ils augmenteraient ses éléments de vitalité, de force et de progrès. Mais ce qui est beaucoup plus important, on le comprend assez, c'est que, par leur dévouement et leurs soins désintéressés, ils s'attireraient l'estime, la confiance et l'affection des Grecs, et dissiperaient ainsi peu à peu les préjugés et les préventions qui les séparent de l'unité catholique.

Or, ce n'est pas seulement dans la Grèce indépendante qu'ils peuvent et doivent exercer cet apostolat, c'est aussi dans les provinces grecques qui sont encore sous le joug ottoman dans l'Epire, la Macédoine et la Thessalie, dans les îles de Chypre et de Crète, et les Sporades, dans toutes les Echelles du Levant, sur les bords de la Méditerranée et ceux du Danube, et de la mer Noire, dans les grandes villes maritimes, dans les grands centres commerciaux, où les Grecs ont des comptoirs et des colonies; car, ainsi que le fait observer un savant Philhellène, M. Jules Roussy :

« Quand on prétend que la Grèce est un petit état d'un million d'âmes à peine, renfermé dans ce territoire exigu qu'on a découpé sur le vaste empire Ottoman, sans qu'il y paraisse, on se trompe étrangement. La Grèce est partout où il y a des Grecs; elle est dans toute la Turquie avec son clergé, ses con-

vents , ses écoles surtout , elle est en Angleterre , en Russie , en Allemagne , en France ,
à Calcutta , à Bombay , à New-York avec ses
comptoirs , ses maisons de banque , ses fa-
briques , ses usines . son activité , son éco-
nomie, son opulence ; elle est avec sa marine
marchande et ses hardis matelots , sur les
trois rives de l'ancien monde , dans tous les
ports , dans les Echelles du Levant , et sur les
bouches du Danube , où elle domine toute
concurrence , continuant à monopoliser l'im-
portation par le bon marché de son frêt. »

Il est aisé de voir , d'après ces lignes , que
les médecins catholiques, et disons-le en passant, les catholiques de toute condition . ont
de fréquentes et nombreuses occasions de voir
des Grecs en divers lieux ; ils peuvent donc en
profiter pour essayer , par la conversation et
par les livres, de ramener leurs frères séparés
à l'unité romaine. Mais les médecins qui
peuvent et doivent exercer cet apostolat, ne
sauraient mieux faire que de suivre l'exemple
d'un de leurs illustres confrères dont nous
avons déjà plus d'une fois reproduit les paroles;
c'est le docteur Allard , ce fervent catholique,
autant que savant médecin, qui a fait plus d'un
voyage en Orient , parmi les Grecs et les Maronites , et qui en a publié les souvenirs dans
deux livres qui ont pour titre : l'un, la *Bul-*

garie orientale, (1) l'autre, les *Echelles du Levant.*

Dans celui-ci, après avoir constaté les immenses progrès, tant matériels que moraux,
qu'ont fait les Grecs affranchis du joug des
Turcs, progrès qui dépassent ceux qu'ont
faits, toute proportion gardée, les nations les
plus civilisées dans le même espace de temps,
c'est-à-dire en trente-cinq ans, et qui font es-
pérer que c'est à eux qu'appartient l'avenir de
l'Orient, M. le docteur Allard ajoute ce qui
suit :

« Mais que notre sympathie pour la jeune
Grèce nous permette en finissant, de lui donner
des conseils, après lui avoir prodigué de sincères éloges. Dussions-nous réveiller la plus
cuisante de ses blessures, nous lui répéterons ce
que d'autres amis plus autorisés que nous lui
ont déjà dit et lui diront encore : il ne peut
être douteux pour aucun spectateur impartial
que l'avenir de l'Orient ne soit entre les mains
de la race hellénique ; mais si la Providence
donne à certains hommes comme à certaines
nations de grandes missions, elle ne les impose
jamais. La liberté est la source de l'amour, et
Dieu veut que tous les ouvriers qu'il appelle à
sa vigne conservent le mérite de leur travail

---

(1) Voir ci-devant. p. 37.

par la liberté complète qu'ils ont de lui refuser leur concours. Mais à cet égard nulle incertitude : la générosité du jeune peuple, égale son ambition; et ses agitations mêmes témoignent de son impatience d'entrer dans la voie que lui trace la Providence et dont mille entraves lui embarrassent l'entrée. Mais il ne suffit pas de s'engager dans la voie, il faut savoir ne pas s'écarter de la vraie direction, et c'est ici que nos inquiétudes commencent. Deux choses en effet frappent maintenant en Grèce les yeux amis : l'état du schisme, et une recherché de la richesse trop exclusive de la part de la classe la plus intelligente de la nation... Par sa séparation du tronc seul vivificateur, le schisme grec ne portera plus de fruits de vie et d'amour parmi les peuples : il est une lampe éteinte qu'un retour sincère à l'unité catholique seul peut rallumer.

« Puisse la Grèce éviter un isolement fatal par un retour sincère à l'union catholique, qui seul peut lui donner l'empire des cœurs ! Puisse-t-elle aussi imiter la France, en n'oubliant jamais, que les richesses de ce monde ne sont que des instruments de la grandeur morale des nations, et des moyens que la Providence prodigue pour atteindre un but plus élevé !

« Le schisme ne peut pas seulement, en résumé, conduire la Grèce à un dangereux isolement, mais à la société égoïste dans la jouissance matérielle. Le catholicisme seul, en lui donnant l'apostolat de l'Orient, peut asseoir son trône sur des bases éternelles. »

Tels sont les conseils que le docteur Allard donne à la Grèce, conseils inspirés par une amitié sincère, et une charité vraiment catholique. Or, tous ses honorables confrères, catholiques comme lui, ne sauraient mieux faire que de parler dans le même sens, non-seulement aux Grecs affranchis, mais aussi à ceux qui sont encore sous le joug musulman, et à d'autres races chrétiennes de la Turquie, en général, à tous les schismatiques orientaux, y compris ceux du vaste empire de Russie. C'est surtout auprès des médecins schismatiques eux-mêmes qu'ils pourraient exercer le plus fructueux apostolat, car ces médecins, une fois revenus à l'unité, seraient autant d'apôtres qui s'emploieraient à convertir leurs nombreux clients, et même tous ceux de leurs frères séparés avec lesquels ils ont des relations diverses.

Mais, comme le fait observer M. François Lenormant : « Avant de songer à ramener les Grecs (et les Russes) à l'unité catholique, il importe de veiller à ce qu'ils ne cessent pas d'être chrétiens. Ce serait pour eux et surtout pour les Grecs et les autres Chrétiens de la Turquie un malheur plus grand que l'oppression musulmane. Or, ce nouveau malheur qui les menace, qui déjà même a commencé de les atteindre, c'est l'invasion de l'incrédulité et du protestantisme.

« L'incrédulité serait la mort de l'Orient ; elle éterniserait la domination musulmane ; car c'est seulement par la foi de l'Evangile, que les chrétiens du Levant sont supérieurs aux Turcs. C'est cette foi qui seule peut faire revivre la terre des Chrysostôme et des Basile.

« Le protestantisme qui, pour les orientaux est un *minimum* de croyance, et qui conduit par une pente fatale à l'irréligion, le protestantisme changerait en un abîme, le fossé creusé par Photius entre les deux Eglises, et ferait perdre tonte espérance de voir d'ici à longtemps les Grecs se rapprocher de nous. »

Un autre danger qui les menace encore, c'est l'esprit révolutionnaire d'Occident, qui, dans ces derniers temps, a provoqué sur certains points de la Turquie des soulèvements qui n'ont abouti pour les chrétiens qu'à d'amères déceptions et retardé plutôt qu'avancé leur délivrance.

Ainsi : l'incrédulité, le protestantisme, l'esprit révolutionnaire, la passion des richesses et le schisme, voilà ce qui, à côté de légitimes motifs d'espérance , est bien de nature à inspirer des craintes sérieuses aux amis des Grecs et de tous les chrétiens orientaux ; car cela menace d'étouffer dans leurs germes les prémices d'un meilleur avenir pour l'Orient. Or, pour éviter ce nouveau et plus grand malheur, les chrétiens orientaux et surtout les Hellènes, n'ont rien de mieux à faire que de réformer au plus tôt et d'améliorer, au point de vue religieux, l'enseignement qui se donne dans l'université d'Athènes, et qui de là se répand avec une incomparable force d'expansion dans tout le monde hellénique : car cet enseignement est profondément vicié par l'esprit d'irréligion importé des écoles d'Allemagne et malheureusement aussi de la France.

Voilà ce que les plus sincères amis des Hellènes et de tous les orientaux, — et en particulier, les médecins, — ne sauraient assez leur représenter. Or, comme il y a dans le monde hellénique, bon nombre de nobles esprits, ceux-ci auront bientôt compris les dangers qui menacent leur patrie, qui compromettent son avenir, et même avant d'être catholiques, ils se feront un devoir de combattre l'incrédulité et le protestantisme, ainsi que l'esprit révolutionnaire, et la recherche trop exclusive des richesses.

Inutile d'ajouter que les médecins catholiques en feront autant non-seulement dans la Grèce et les autres contrées du Levant, mais aussi partout où ils se trouveront en contact avec les protestants, dans l'ancien et le nouveau monde, notamment dans les pays de mission, comme aux Indes, à Madagascar, et dans des îles de l'Océanie, où les hérétiques ne cessent d'entraver le zèle et le dévouement des apôtres de la vraie foi.

C'est surtout en Angleterre qu'ils pourraient plus qu'ailleurs faciliter l'action des missionnaires catholiques et des sœurs de la charité ; car l'esprit religieux du pays ne peut que leur préparer la voie. Il y a là, malgré l'hérésie, beaucoup d'éléments de bien qu'il importe de savoir utiliser : témoin, entres autres faits, les discussions, les conversations religieuses qui ont lieu habituellement parmi les anglais et qui se tiennent même sur les places publiques ; ce qui prouve qu'ils ne se laissent pas entièrement absorber par les intérêts matériels, et qn'ils comprennent l'importance des intérêts spirituels. Aussi, J. Balmès, après avoir cité ce fait et d'autres encore, a-t-il dû ajouter ce qui suit :

« Qu'il me soit permis de former un vœu, celui de voir bientôt les éléments de bien qui se trouvent dans la Grande-Bretagne et qui sont en grande partie stériles, parfois même nuisibles à l'humanité , se coordonner et s'unir sous l'action vivifiante du catholicisme et produire des fruits de salut qui pourraient aisément s'étendre d'un bout de l'univers à l'autre. (Mélanges).

Or , qui ne voit que ceux qui ont le bonheur d'être catholiques , et surtout les médecins animés du zèle apostolique , peuvent contribuer pour une grande part à l'accomplissement de ce vœu? il suffit d'indiquer ces choses pour en faire comprendre toute la portée. Aussi bien il est temps de terminer , car il est assez amplement démontré , d'après tout ce qui précède , que les médecins catholiques, en mettant au service de leur foi, les ressources spéciales de leur profession , peuvent exercer un apostolat fécond en fruits de conversion et de salut, chez les peuples chrétiens, protestants et schismatiques, aussi bien que chez les peuples infidèles, et, par conséquent, seconder puissamment l'action des pasteurs et des missionnaires.

Nota. — D'autres écrits analogues à celui qui précède ont été publiés sous des formes diverses , livres , brochures, articles de revues , leçons d'hygiène physique et morale , ils ont pour auteurs de savants et religieux médecins et d'autres écrivains qui savent que le plus grand honneur de la médecine est d'être l'alliée de la Religion , que son rôle le plus beau , comme dit M. le docteur Valentin , « est de lui servir d'auxiliaire pour le bien spirituel du malade , surtout lorsque la vie paraît en danger » ; car ainsi que le répétait souvent une de nos grandes célébrités médicales : « C'est alors que chaque médecin doit être l'apôtre de son malade. » (1)

Tous ces écrits méritent d'être lus et étudiés avec une sérieuse attention ; il en est peut-être quelques-uns qui laissent à désirer, quant à la forme ou au fond ; mais aucun d'eux ne peut être inutile ; chacun d'eux , au contraire, selon sa forme , selon sa direction , selon son originalité personnelle , peut avoir un attrait et un intérêt particulier pour telle ou telle catégorie de lecteurs. Si la question qui est l'objet de ces écrits est une dans le fond , elle est, et même il faut qu'elle soit, infiniment variée dans la forme ; car c'est ainsi qu'elle pénètre par tous les sentiers et s'ouvre toutes les routes des intelligences et des cœurs. Par conséquent , tous ces écrits conviennent non-seulement aux médecins, mais aussi à ceux qui assistent et visitent les malades et les con-

---

(1) Le médecin consolateur , chap. XXV. Ce livre se trouve à la librairie Jacques Lecoffre à Paris , rue Bonaparte , 90 et à Lyon, dans l'ancienne maison Périsse.

valescents ; ils conviennent même aux valides ;
car ils leur indiquent les règles de l'hygiène
du corps et de l'âme , de manière à jouir d'un
esprit sain dans un corps sain : *Mens sana in
corpore sano.* — Là dessus , il importe de mentionner M. le docteur Riant qui a publié tout
récemment (1873) un cours de leçons d'hygiène,
dans lesquelles il démontre , entre autres
choses, que l'hygiène ne doit pas seulement
veiller à la parfaite santé du corps, que ses efforts tendent plus haut. « La vie est une lutte,
dit-il, lutte pour les organes, lutte pour l'âme.
C'est pendant les années clémentes de la jeunesse , pendant la paix de l'âme et dans la plé-
nitude de la santé , que doivent se forger les
armes de la résistance , afin qu'au jour de la
lutte , aux maladies physiques , l'homme oppose des organes solides, vigoureux , disci-
plinés, des courages bien préparés , et que les
maladies morales nous trouvent retranchés
derrière des principes inébranlables , une volonté affermie dans l'habitude de la sagesse et
de la vertu. »

Mentionnons encore en finissant un ouvrage
qui a paru (1) aussi cette année (1873) sous le
titre suivant : De l'art de se guérir ou de se
bien porter , ou de l'alliance de la médecine

---

(1) A la librairie Douniol, rue de Tournon , 29 , à Paris.

et de la religion dans le traitement des maladies et dans le soin de la santé, par l'abbé J. Crozat, curé de Saint-Martin-d'Uriage, 1 vol. in-12, 2 fr.

Il en est d'autres sans doute qui ont publié des ouvrages composés dans le même sens et même but. Celui qui écrit ces lignes regrette de ne pas les connaître tous et de ne pouvoir ainsi en indiquer le titre spécial.

Il désire, il attend, à ce sujet, des renseignements dont il sera tenu compte dans une seconde édition de cet écrit.

N. S. B.

APPENDICE A LA PAGE 39.

Il est dit dans cette page que l'union du prêtre et du médecin pourrait porter d'admirables fruits en Orient.

C'est aussi dans l'Algérie que cette union serait féconde en fruits de conversion, voici là-dessus ce que nous lisons dans le Correspondant : 10 novembre 1873. (1)

« Un ancien curé de Laghouat, après avoir constaté la considération, le respect, l'affection, la *confiance*, surtout s'il parle leur langue, dont les indigènes entourent le *marabout* chrétien, ajoute : « Cela est si vrai qu'il

____

(1) La France en Algérie par M. Henri Verne.

m'est arrivé plusieurs fois , sans armes et sans escorte , n'étant accompagné que d'un seul homme, de parcourir le désert , de m'égarer au milieu des tribus , et je le déclare ici, à l'honneur des Arabes, jamais, même dans notre catholique Bretagne , je n'ai trouvé un accueil plus cordial et plus empressé.

« Le prestige du ministre du culte catholique est si bien établi au sein des tribus nomades, que je n'hésite pas à prétendre que, même dans les temps de troubles et de révoltes, un prêtre, pourvu qu'il fût connu comme tel , et qu'il sût se faire comprendre , pourrait, sans rien craindre pour sa vie , pénétrer au milieu des territoires insurgés. »

M. le général Daumas , dans son livre : *le Kouan*, raconte qu'en 1836, M. le général comte de la Ruë étant chargé d'une mission auprès de l'empereur du Maroc , se trouvait à Merknès; il parlait à un des dignitaires de l'empire de la grandeur de la France, de ses armées , de ses canons, de ses vaisseaux , lorsqu'un thaleb (lettré) de l'empereur qui écoutait avec attention, dit tout-à-coup : « Vous feriez bien plus sur les Arabes avec des *médecins* et des *marabouts* qu'avec des fusils et des canons. »